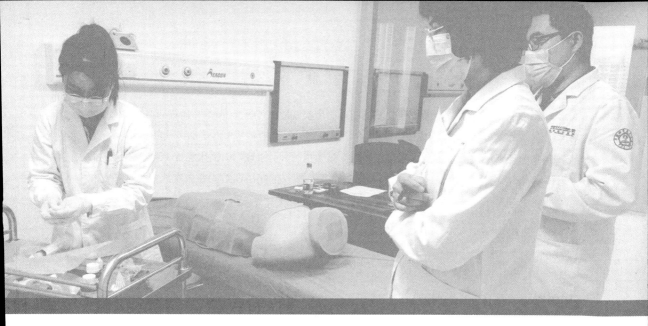

内科住院医师规范化培训结业
临床实践能力考核 模拟题

汪国生　荣　荣　主编

U0259003

中国科学技术大学出版社

内 容 简 介

本书依据《内科住院医师规范化培训结业临床实践能力考核大纲》编写而成,并结合 2021 年临床实践能力考核真题及中国科学技术大学第一附属医院内科基地的培训考核经验,以临床典型病例为基础,整理出完整涉及考试流程的 5 站模拟题,即接诊病人、临床思维 1、临床思维 2、临床操作、交流沟通,旨在为各位医生顺利通过住院医师规范化培训结业临床实践能力考核提供参考。

图书在版编目(CIP)数据

内科住院医师规范化培训结业临床实践能力考核模拟题/汪国生,荣荣主编. —合肥:中国科学技术大学出版社,2022.5(2025.3 重印)

ISBN 978-7-312-02683-6

Ⅰ.内… Ⅱ.①汪… ②荣… Ⅲ.内科—疾病—诊疗—习题集 Ⅳ.R5-44

中国版本图书馆 CIP 数据核字(2022)第 072703 号

内科住院医师规范化培训结业临床实践能力考核模拟题

NEIKE ZHUYUAN YISHI GUIFANHUA PEIXUN JIEYE LINCHUANG SHIJIAN NENGLI KAOHE MONITI

出版	中国科学技术大学出版社
	安徽省合肥市金寨路 96 号,230026
	http://www.press.ustc.edu.cn
	https://zgkxjsdxcbs.tmall.com
印刷	合肥市宏基印刷有限公司
发行	中国科学技术大学出版社
开本	787 mm×1092 mm 1/16
印张	15.75
字数	403 千
版次	2022 年 5 月第 1 版
印次	2025 年 3 月第 5 次印刷
定价	39.00 元

编 委 会

主编 汪国生（中国科学技术大学附属第一医院风湿免疫科）

　　　荣　荣（中国科学技术大学附属第一医院老年医学科）

编委 宋瑰绮（中国科学技术大学附属第一医院教育处）

　　　李东旭（中国科学技术大学附属第一医院教育处）

　　　孙　琦（中国科学技术大学附属第一医院心血管内科）

　　　冯克福（中国科学技术大学附属第一医院心血管内科）

　　　沈　伟（中国科学技术大学附属第一医院心血管内科）

　　　胡代菊（中国科学技术大学附属第一医院呼吸内科）

　　　纪子梅（中国科学技术大学附属第一医院呼吸内科）

　　　冷再君（中国科学技术大学附属第一医院呼吸内科）

　　　刘应玲（中国科学技术大学附属第一医院消化内科）

　　　许　朝（中国科学技术大学附属第一医院消化内科）

　　　徐雪梅（中国科学技术大学附属第一医院消化内科）

　　　皖　湘（中国科学技术大学附属第一医院血液内科）

　　　孙光宇（中国科学技术大学附属第一医院血液内科）

　　　强　萍（中国科学技术大学附属第一医院血液内科）

　　　王　科（中国科学技术大学附属第一医院肾脏内科）

　　　王　艳（中国科学技术大学附属第一医院肾脏内科）

　　　胡志伟（中国科学技术大学附属第一医院肾脏内科）

　　　姜妍芳（中国科学技术大学附属第一医院内分泌科）

　　　张　岱（中国科学技术大学附属第一医院内分泌科）

　　　胡圆圆（中国科学技术大学附属第一医院内分泌科）

　　　王　俐（中国科学技术大学附属第一医院风湿免疫科）

　　　谭　震（中国科学技术大学附属第一医院风湿免疫科）

　　　徐　蓓（中国科学技术大学附属第一医院风湿免疫科）

　　　何宏亮（中国科学技术大学附属第一医院感染科）

　　　王　玉（中国科学技术大学附属第一医院感染科）

　　　袁莉莉（中国科学技术大学附属第一医院感染科）

前　　言

　　2021 年,安徽省作为《内科住院医师规范化培训结业临床实践能力考核》全新考核方案的试点省份,按照国家制定的考核大纲的要求,进行了全新的住培结业临床实践能力考核。今年将在全国范围内以此模式进行临床实践能力的结业考核。

　　临床实践能力考核模式采用国际通行的客观结构化临床考核(Objective Structured Clinical Examination,OSCE)方式。该方式基于住培教学大纲的要求,模拟和再现临床工作场景,考核住培医师的岗位胜任力,是对 3 年住培临床实践能力的终结性考核。OSCE 考核以实践操作为基础,覆盖临床实践及思维,评价临床的综合胜任力。具体来说,共设 5 个独立考站,分别为:接诊病人、临床思维 1、临床思维 2、临床操作、交流沟通。除了临床操作是比较传统的单元以外,其他站点都与既往的安排不同,以面试和标准化病人参与为特征,时间紧凑、考核面广,对临场发挥有较高要求,对于培训基地和考生而言,都是不小的挑战。

　　我们在 2021 年临床实践能力考核过程中发现,很多考生虽然有较为充足的知识储备,但因为对考核形式不熟悉、训练不足、临场慌乱,未能得到很好的发挥。而基础较为薄弱的考生,很可能因为对考试形式不了解、未系统复习重点考核内容,以致面对新的考核模式时,不能顺利通过。基于这样的情况,中国科学技术大学附属第一医院内科住培基地(以下简称我院内科住培基地)的骨干老师们,希望编撰实践能力考核的模拟题,让不能进行大规模模拟考试的考生们能够更多地了解考试形式、考题样式以及较为充分的临床案例。书中的模拟题最初的简化版部分资料曾应用于我院内科住培基地去年的考前培训,在实践过程与真实考题相似度高,起到了很好的考前辅导作用。我院内科住培基地在 2021 年住培结业临床实践能力考核的过程中总结了一定的经验。将内科系统常见病和多发病诊治的临床思维作为临床实践能力考核培训的重点内容,也是本套模拟题的重点内容。

　　本书对 5 个独立考站的考核内容均提供了例题。接诊病人站点按照系统提供了 8 套例题,临床思维站点按照系统提供了 32 套例题,平均每个系统 4 套例题。除此之外,还包括了 6 项内科临床技能操作和 4 套交流沟通例题。在每个站点例题前,结合去年的考试以及平时的模拟考核情况,总结了不同的答题策略。书中的模拟题几乎全部按照考核大纲模拟题的样式设计,不光有题干及答案,还包含了大纲例题所覆盖的考生资料、考官资料、评分表以及标准化病人资料。之所以进行这样的安排,是希望考生能够了解考试的全貌,可以在考生间进行小型的分站点考核,互相扮演考生、考官,甚至标准化病人,通过练习了解考核内容及应答技巧。

2021 年我院内科住培基地获批国家重点专业基地。我院内科基地拥有住培师资共 225 人,拥有丰富的住培教学、住培管理以及住培考核经验,并积极与国内知名院校进行住培经验交流。本书主要由我院内科住培基地的骨干教师结合临床经验及考核实践精心编写,紧扣住培技能考核大纲,是帮助住培医生顺利通过技能结业考核的有效的复习参考书,尤其对于难以参加大型模拟考核的住培医生更为适用。同时,该书亦可作为相关住培基地的技能模拟考试命题参考书。本书在编写过程中得到我院教育处、内科教研室各位专家和教授的大力支持,在此予以致谢!

由于编者水平有限,难免有疏漏之处,肯请读者或同仁不吝赐教,予以斧正,以资完善。

汪国生　荣荣

中国科学技术大学附属第一医院(安徽省立医院)内科基地
2022 年 3 月

目　　录

第一章
接 诊 病 人

1

第一节　接诊病人答题策略

第一考站是接诊病人,考核内容包括病史采集、体格检查、初步诊断、医患沟通。考生向标准化病人(Standardized Patients,SP)采集病史,然后根据病史采集的情况进行相应的重点查体,最后根据病史采集和重点查体的阳性结果做出初步诊断。

一、病史采集

此考站的一个核心是考察问诊及体格检查,考试大纲给出的案例是消化性溃疡。正因为考察重点是问诊,所以考察的疾病应该是可以通过基本问诊以及较为简单的辅助检查就可以基本确定的疾病。考生在复习的过程中可以围绕诊断学和执业医师考试大纲的 19 个症状,按照诊断学思路,结合内科学重点疾病进行复习及问诊的模拟。从题目的设定上,其实可以推测在内科 8 个系统中,哪些疾病适合做问诊的例题。毕竟,疾病的整体面貌相当复杂,单纯依靠问诊及简单的辅助检查就能给出基本判断的疾病并不多。例如,消化性溃疡、心绞痛、胰腺炎、支气管哮喘等,在复习阶段可进行自我模拟,尝试自行出题,和同事互相扮演考官和考生,可以达到意想不到的效果。其中要强调的是,经常有考生忽略就诊过程中的问诊,从而导致扣分及诊断偏差。因为有些疾病,如果缺少必要的辅助检查,单靠问诊,还是很难诊断的。辅助检查的信息需要考生询问 SP,否则 SP 并不能主动告知。

有关 SP 的问题,通常的情况是,SP 在考试前半小时至一小时被告知题目准备,现场记忆大量关键词。从我们培训 SP 的记忆点及现场考生的问诊来看,大部分考生并没有去问诊这些关键词,有的考生在紧张的情况下匆忙结束问诊。由此可见,很多考生对症状问诊的标准模式还是陌生的,也反映出其在平时工作过程中问诊过于简单,缺乏思辨能力。问诊环节需要冷静应考,按照问诊的顺序进行问诊。根据笔者考察的经验,大部分 SP 都经过规范的省级培训,能够很好地配合完成考试。SP 培训的要求就是答其所问,不问不答,即使 SP 回答了你没有提出的问题,考生也不能省略这个问题的问诊,因为考官需要明晰考生的问诊逻辑。

二、重点查体

这是困扰大家的一个难题,因为 OSCE 考站每一站 14 分钟,问诊已经占用了较多时间,所以查体的时间宜控制在 3~4 分钟。很多考生不能准确理解重点查体,查体项目多了怕时间不够,项目少了怕扣分。这里的核心考点是需要考生尽可能模拟临床真实情况。比如消化性溃疡的案例,腹部查体是重点内容,但不代表心肺就不要查体,只是不需要视、触、叩、听全部做,做到基本的心肺听诊即可。而与贫血相关的皮肤黏膜、与肿瘤相关的淋巴结检查也是查体内容。正如住培医生消化科轮转接诊病人一样,不可能只做腹部查体,完全忽略系统查体一样。需要指出的是,这里考察的是考生是否完成了必要的体格检查,至于手法是否正确,在体检综合表现中只有 2 分,按大纲要求占比很少。当然,手法正确最好,因为有可能遇见比较严格的考官。

三、诊断与鉴别诊断

因为第一考站的重点是问诊和体格检查,诊断次之,分值只有 10 分。换句话说,只要你按照诊断学要求的症状学问诊流程问诊,同时按照病情进行了重点查体,即便诊断和鉴别诊断错误,也不影响这一站的总得分,出站后无需为了诊断是否正确而影响下一站点考核。其实只要按照正确的思路进行问诊和查体,诊断也不会出现大的误差。大纲的要求是给出 1 个鉴别诊断,至于后续是否会有调整,考试时根据题目要求做答。

最后,认真研究比对大纲的评分表,问诊综合表现和体检综合表现也是得分内容,谨记其中的评分条目,按照诊断学要求进行症状学问诊,回顾自己实践过程进行重点查体,应该能轻松通过此站点的考核。临考前考生间互设案例,互相问诊,更能增加熟练度。

第二节　心血管系统模拟题

一、标准化病人使用材料

（一）临床情景

我胸口反反复复疼已 5 年了,累的时候犯,歇歇就好了。闷着疼,有石头压迫的感觉,主要是靠左边,左乳头到前面正中这一块疼,吃饭正常,没有恶心以及想吐的感觉。每个月疼好几次,冬天发作勤一些,休息或者吃速效救心丸或丹参滴丸就能好转。近半个月犯得比较厉害,基本每天都疼,走快一点就疼,上楼的时候疼得更加厉害。以前疼几分钟能好,这半个月疼的时间越来越长,要十来分钟,程度也比以前厉害,有时候左胳膊也跟着疼。以前一直没看过,觉得吃点药就好了,就没重视。

这半个月,疼得实在太厉害了,稍微走几步就开始疼了,厉害的时候冒汗,吃速效救心丸或者丹参滴丸的效果也没有以前好了。除了疼痛及出汗以外,没有其他不舒服。

最近精神还可以,睡觉还好,基本一夜睡到天亮,枕头不高,晚上睡觉不闷也不疼,都是白天活动时候疼得厉害。食欲还行,大小便还好,比较正常,小便也不少。体重近期觉得没什么变化。

安徽人,喜欢抽烟,一天两包,逢年过节喝一点酒,喝得不多。既往没有高血压、糖尿病等病史,没有食物及药物过敏,没有做过手术,也没有外伤。

父亲有心脏病,早年因心肌梗死去世,母亲身体还可以,现在90岁了。

(二)脚本

> SP态度、体态、表情:略显萎靡,有时右手按着胸口。
> SP就诊状态:模拟年龄66岁,男性,退休职工。

1. 一般问候

医生:您好,我是××医生,我来给您看看病。请告诉我您的姓名、年龄。

患者:您好,我叫××,今年66岁。

2. 现病史

(1) 主要症状及时间

医生:您觉得哪里不舒服啊?(怎么不好的啊?)

患者:我胸口疼得厉害。

医生:这个情况多久了? 您能说一下具体的疼痛情况吗?

患者:反反复复有5年了,以前不大严重,这半个月,疼得厉害了。

(2) 可能的病因或诱因

医生:最近有没有疲劳、活动过度或者情绪刺激呢?

患者:没有。

(3) 主要症状的特点

医生:具体是哪个位置?

患者:主要是胸口靠左边这一块疼,有时候左胳膊也疼(SP用手示意)。

医生:什么样的疼痛呢?

患者:闷闷的疼,感觉有石头压着,很难受。

医生:什么情况下会疼呢?

患者:走快了,爬楼啊,搬点东西啊,都会疼,这半个月稍微走几步就开始疼了。厉害的时候冒汗,有时候左边胳膊也疼。

医生:每次要多长时间能好呢?

患者:以前几个月疼一次,每次几分钟,吃点药就好了。近半个月犯得比较厉害,要疼十来分钟才能好。

医生:您说吃药,记得药名吗?

患者:就是我自己买的速效救心丸或者丹参滴丸。

医生:您感觉胸口疼和左胳膊疼有关系吗?

患者:有啊,平时左胳膊不疼,怎么动都没事,只有胸口疼的时候才疼。

医生:那您不活动的时候疼吗?

患者:不疼,不活动没什么感觉,和平时一样。我是不是心肌梗死啊?听别人说心肌梗死好严重,随时会死,我这不是得急性心肌梗死了吧?

医生:您别紧张,先不要往最坏的地方想,把病情好好跟我说清楚了,我们才能给您诊断得更准确,不是吗?

患者:对,那我不瞎猜了。

(4) 伴随症状及鉴别诊断

医生:这就对啦!您这胸口疼与吃东西有关系吗?

患者:关系不大。

医生:您睡眠怎么样?夜里需要垫很高的枕头睡觉吗,半夜(胸口)闷不闷,要不要坐起来?

患者:睡眠好,一觉睡到天亮,枕头不高,没有闷或者疼的感觉。

医生:那您这次还有什么其他症状吗?

患者:除了有时候左胳膊也疼以外,就没什么了。

医生:有慢性咳嗽吗?

患者:没有。

医生:有泛酸烧心吗?

患者:没有。

(5) 就诊过程

医生:有到医院看过吗?

患者:没有,就是到药房去过,买过速效救心丸和丹参滴丸。

(6) 一般状况

医生:食欲怎么样啊?

患者:食欲还行。

医生:大便呢?

患者:挺正常的。

医生:那您的小便情况呢?

患者:也正常。

医生:体重近期有变化吗?

患者:没称啊,我觉得没什么变化。

3. 既往史、个人史

医生:您以前有什么病吗?

患者:除了胸口疼以外都好。

医生:<u>您有过外伤吗?</u>

患者:没有。

医生:<u>做过手术、输过血吗?</u>

患者:没有。

医生:<u>吃药有过敏的吗?</u>

患者:没有,就没怎么吃过药。

医生:<u>最近去过"新冠"疫区吗?</u>

患者:没有。

医生:<u>"新冠"疫苗都接种了吧?</u>

患者:都接种了。

医生:<u>您是哪的人啊?</u>

患者:就是××的。

医生:<u>您以前是做什么工作的?</u>

患者:搞技术的。

医生:<u>平时抽烟、喝酒吗?</u>

患者:喜欢抽烟,一天两包吧,逢年过节喝一点酒,喝得不多。

医生:<u>我来问问您家里人的情况好吗?</u>

患者:行啊。

医生:<u>您爱人身体好吗?</u>

患者:挺好。

医生:<u>您有几个子女?</u>

患者:就一个女儿。

医生:<u>您家上一辈人身体好吗? 有什么遗传病吗?</u>

患者:父亲有心脏病,好像是心肌梗死"走"的。我很担心我也得了心肌梗死。

医生:<u>别着急,也别自己吓唬自己,我给您检查检查,请您躺下来。</u>

患者:好。

二、考官资料

(一)考生任务

李某,男,66岁,建筑工程师,胸痛。

生命体征:T 36.8 ℃,P 76 次/分,R 16 次/分,BP 120/76 mmHg。

请你用 14 分钟时间对患者进行病史采集、重点查体。

（二）简要病情

患者,男,66 岁。

主因:间断胸痛 5 年,加重半个月。

现病史:5 年前患者开始多于活动时出现胸痛,部位位于心前区,每次持续几分钟,疼痛性质主要为闷痛,休息或含服速效救心丸或丹参滴丸可缓解。数月发作一次,冬季多发,一直未予以重视。近半个月患者上述发作较前频繁,稍事活动即出现胸痛,程度较前加重,时伴左上肢放射痛及出汗。病程中患者精神尚可,食欲尚可,夜间可平卧位入睡,无夜间阵发性呼吸困难。大小便正常,近期体重变化不明显。

既往史:体健,否认高血压、糖尿病等其他疾病。无手术外伤史、无输血史、无药物及食物过敏史,已接种"新冠"疫苗。

个人史:生于安徽,建筑工程师,未去过"新冠"疫区。偶尔饮酒,有吸烟史,40 支/天。

婚育史:适龄结婚,育有 1 女。

家族史:父亲因急性心肌梗死去世,其他家属体健。

三、考生资料(分步递呈)

给考生的信息 1/2

情景:门诊。

李先生,66 岁,建筑工程师,因间断胸痛来诊。

生命体征:T 36.8 ℃,P 76 次/分,R 16 次/分,BP 120/76 mmHg。

请你用 14 分钟时间对患者进行病史采集、重点查体。

给考生的信息 2/2

查体:神清,精神可,口唇无发绀,甲状腺无肿大,颈静脉无充盈,双肺呼吸音清,未闻及干湿啰音,心率 76 次/分,律齐,各瓣膜未闻及病理性杂音,腹平软,全腹无压痛,未及反跳痛及肌紧张,未及包块,肝脾肋下未及,双下肢不肿。

请给出初步诊断及鉴别诊断。(1 个)

四、评分表

考号： 姓名：

问诊内容评分项目	是(√)/否(○)	问诊内容评分项目	是(√)/否(○)
1. 自我介绍及询问病人一般情况		9. 有无心衰症状(有无气喘以及夜间可否平卧)	
2. 询问胸痛的发病时间及诱因(活动)		10. 询问胸痛的诊治过程	
3. 询问主要症状(胸痛)的位置		11. 询问近期精神状况和睡眠情况	
4. 询问主要症状(胸痛)的性质		12. 对患者的疑虑是否给予安慰	
5. 询问胸痛持续的时间		13. 询问近期小便、食欲及体重情况	
6. 询问以往胸痛的频率		14. 询问吸烟、饮酒史、过敏史	
7. 询问主要症状的伴随症状(左上肢放射痛、出汗)		15. 询问其他病史	
8. 询问胸痛的缓解方式(休息或者含服速效救心丸或丹参滴丸)		16. 询问家族疾病史	

以上 2、3、4、5、7 项 3 分,其余每项为 2 分

问诊综合表现评分		分值	得分
收集病史技巧	1. 组织安排合理,能按顺序询问	2	
	2. 询问目的明确,重点突出,使病人对问题十分清楚	2	
	3. 澄清技巧,进行小结	2	
交流技巧	4. 充分回应患者的提问,并提供一定的信息	2	
	5. 语言通俗易懂,没有使用医学术语	2	
	6. 正确使用躯体语言,鼓励病人进行表述	2	
	7. 不打断病人,适当使用停顿技巧	2	
医患关系	8. 衣着整洁	2	
	9. 尊重病人,态度和蔼、认真	2	
	10. 关心、同情病人,使病人感到舒适	2	

重点查体项目	是(√)/否(○)	重点查体项目	是(√)/否(○)
1. 体位		6. 心脏触诊(心尖搏动及震颤)	
2. 有无口唇紫绀		7. 心脏叩诊(心界大小)	
3. 颈静脉有无充盈		8. 心脏听诊(顺序、内容)	
4. 肺部听诊(啰音)		9. 肝脏触诊(有无肿大)	
5. 心脏视诊(心尖搏动)		10. 有无双下肢水肿	

以上每项 2 分

体检综合表现评分项目		分值	得分
系统规范	1. 查体系统、有序	2	
重点查体	2. 围绕病史选择查体、重点突出、有针对性	2	
查体技巧	3. 手法规范,检查熟练	2	
	4. 节奏适度,与患者有交流	2	
	5. 注意患者反应	2	
诊断与鉴别诊断		分值	得分
主要诊断:冠心病、不稳定型心绞痛		8	
鉴别诊断(1个):胃溃疡、急性心肌梗死、肋间神经痛		5	

考官签名:　　　　　　　　　　　　　　　　　日期:　　　年　　月　　日

第三节　呼吸系统模拟题

一、标准化病人使用材料

(一)临床情景

我1周前受凉了,后来出现了咳嗽,咳嗽不是很厉害,一阵儿一阵儿的。痰发黄,比较浓稠。还有点发烧,全身没劲,头有点疼。活动后有点喘,自己买了复方乙酰氨基酚片和阿莫西林吃,发热、咳嗽都没有好转,喘得越来越厉害了。生病以后吃东西没什么胃口,精神状态也不好,睡眠还凑合。大、小便和平常差不多,人也没有变瘦。

平时身体很好,没有什么传染病和遗传病,就是抽烟,从20岁左右抽到现在,1包/天。偶尔家里来人喝点小酒。

(二)脚本

> SP态度、体态、表情:急性热面容。
> SP就诊状态:模拟年龄40~55岁,男性,初中文化,意识清楚,焦虑,问诊过程中时不时咳嗽。

1. 一般问候

医生:您好,我是医生×××,请告诉我您的姓名和年龄。

患者:您好,我叫××,今年45岁。

2. 现病史

（1）主要症状及时间、诱因

医生:<u>您是怎么不好的啊?</u>

患者:发烧、咳嗽,好难受。

医生:<u>多长时间了?</u>

患者:一个礼拜了。

医生:<u>咳嗽多久了? 发热多久了?</u>

患者:差不多一起的。

医生:<u>是受凉了吗? 还是有劳累、淋雨什么的?</u>

患者:好像是受凉了。

（2）主要症状的特点

医生:<u>您咳嗽咳得厉害吗? 影响晚上休息吗?</u>

患者:咳嗽不是很厉害,但是一阵儿一阵儿的,不影响晚上睡觉。

医生:<u>有咳痰吗?</u>

患者:痰不少。

医生:<u>咳痰量具体多少?</u>

患者:十几次。

医生:<u>痰是什么颜色的? 有臭味吗?</u>

患者:黄色的,脓痰,没有味道。

医生:<u>痰里面有血丝吗?</u>

患者:没有。

医生:<u>烧的时候最高多少度?</u>

患者:我量了一下,大概是 39.5 ℃。发热的时候好难受,浑身怕冷、没有食欲、全身没劲。

医生:<u>那是烧得挺高的。</u>

（3）伴随症状及鉴别诊断

医生:<u>那您能说说您的咳嗽是白天重还是晚上重? 和躺着、坐着有什么关系吗? 和呼吸</u>
　　<u>有关系吗?</u>

患者:白天晚上差不多,晚上躺下来咳嗽稍重一些。深呼吸的时候咳嗽厉害。

医生:<u>有胸痛吗? 夜里睡觉的时候出汗吗?</u>

患者:没有胸痛,夜间不出汗。

（4）就诊过程

医生:<u>去医院看过吗? 用了些什么药? 做过什么检查吗?</u>

患者:我先去药店买了复方乙酰氨基酚片,说是退烧的,吃了体温就降下来了,还买了阿
　　莫西林。但后来又烧了,就去社区医院拍了个片子(给出肺炎片子)。

医生:<u>那咳嗽、发烧好一些了吗?</u>

患者:没有好,还是老发烧。后面觉得越来越喘了,一动就喘。医生,我这病是不是很严重? 是不是治不好了?

医生:您别紧张! 别自己吓唬自己,不要把事情往坏处想。您现在要做的就是把病情好好跟我说清楚了,我们才能给您诊断得更准确,不是吗?

患者:对,那我就不瞎猜了。

医生:这就对了。

（5）一般状况

医生:最近体重有减轻吗?

患者:没有。

医生:最近大小便正常吗?

患者:大小便和平时差不多。

医生:吃饭睡觉呢?

患者:饭吃得少了,睡觉还行。

3. 既往史、个人史

医生:以前有什么病史,比如高血压、糖尿病、肝炎、结核什么的? 家里人有什么遗传病吗?

患者:没有。

医生:以前有受过外伤、做过手术吗?

患者:没有。

医生:以前有什么药物过敏吗? 青霉素、头孢什么的?

患者:没有。

医生:最近去过"新冠"疫区吗?

患者:没有。

医生:"新冠"疫苗都接种了吧。

患者:都接种了。

医生:你是做什么工作的?

患者:自己做点生意。

医生:最近有接触过特殊东西没有? 有没有去外地出差?

患者:没有,我一直在本地,自己家的超市。

医生:平时抽烟、喝酒吗?

患者:平时抽烟,20岁时开始,每天一包烟,不算多。家里来人喝点小酒。

医生:您有几个子女? 身体健康吗?

患者:就一个女儿,身体健康。

医生:您家上一辈人身体好吗,有什么遗传病吗?

患者:都挺好的,没有遗传病。

医生:那下面我给您检查检查,您躺下来。

患者:好。

二、考官资料

(一)考生任务

王某,男,45 岁。个体户,咳嗽、发热。

生命体征:T 38.3 ℃,P 102 次/分,R 22 次/分,BP 120/80 mmHg。

请你用 14 分钟时间对患者进行病史采集、重点查体。

(二)简要病情

患者,男,45 岁。

主因:咳嗽、咳痰伴发热 1 周。

现病史:患者 1 周前受凉后出现阵发性咳嗽,咳黄色脓痰,伴畏寒、发热、胸闷,最高体温 39.5 ℃。咳嗽与时间无关,平卧位、深呼吸时加重。无胸痛、咯血、盗汗、消瘦不适。院外自行口服复方乙酰氨基酚片和阿莫西林,症状无明显缓解,且逐渐出现气短。自发病以来,精神、食欲差,睡眠可,大、小便未见异常。体重无明显变化,体力明显下降。

既往史:平素体健,否认慢性病史,否认手术外伤史、药物过敏史。已接种"新冠"疫苗。

个人史:出生于安徽合肥,未去过"新冠"疫区,有吸烟史 20 余年,20 支/天。偶有饮酒。

婚育史:适龄结婚,育有 1 女。

家族史:无家族遗传病史。

三、考生资料(分步递呈)

给考生的信息 1/2

情景:门诊。

王先生,45 岁,个体户。因发热、咳嗽来诊。

生命体征:T 38.3 ℃,P 102 次/分,R 22 次/分,BP 120/80 mmHg。

请你用 14 分钟时间对患者进行病史采集、重点查体。

给考生的信息 2/2

查体:神清,急性热病容,精神差,呼吸急促,球结膜无水肿,口唇轻度发绀,全身浅表淋巴结未触及肿大,扁桃体无肿大,气管居中,胸廓对称,双肺呼吸音粗糙,双下肺可闻及湿啰音。叩诊心界不大,心率 102 次/分,心音有力,各瓣膜听诊区未闻及杂音。腹平软,无压痛及反跳痛,肝脾肋下未触及,双下肢无水肿。

请给出初步诊断及鉴别诊断。(1个)

四、评分表

考号： 姓名：

问诊内容评分项目	是(√)/否(○)	问诊内容评分项目	是(√)/否(○)
1. 自我介绍及询问病人一般情况		11. 询问发热的伴随症状(畏寒)	
2. 询问主要症状(咳嗽)的发病时间及诱因		12. 询问有无咯血、胸痛	
3. 询问主要症状(咳痰)的量		13. 询问有无盗汗、消瘦	
4. 询问主要症状(咳痰)的性质		14. 询问诊疗经过(吃过哪些药,做过哪些检查,有无好转)	
5. 诱因询问主要症状(咳嗽)的频率		15. 对患者的疑虑是否给予安慰	
6. 询问主要症状(咳嗽)与体位的关系		16. 询问近期食欲、精神、睡眠状况	
7. 询问主要症状(咳嗽)与时间的关系		17. 询问近期体力、体重、大小便状况	
8. 询问主要症状(咳嗽)与呼吸的关系		18. 询问吸烟、饮酒史	
9. 询问有无呼吸困难		19. 询问肝炎、结核或其他疾病病史	
10. 发热的最高体温		20. 询问家族史	

以上每项 2 分

问诊综合表现评分		分值	得分
收集病史技巧	1. 组织安排合理,能按顺序询问	2	
	2. 询问目的明确,重点突出,使病人对问题十分清楚	2	
	3. 澄清技巧,进行小结	2	
交流技巧	4. 充分回应患者的提问,并提供一定的信息	2	
	5. 语言通俗易懂,没有使用医学术语	2	
	6. 正确使用躯体语言,鼓励病人进行表述	2	
	7. 不打断病人,适当使用停顿技巧	2	
医患关系	8. 衣着整齐	2	
	9. 尊重病人,态度和蔼、认真	2	
	10. 关心、同情病人,使病人感到舒适	2	

重点查体项目	是(√)/否(○)	重点查体项目	是(√)/否(○)
1. 口唇有无紫绀		6. 胸部触诊:胸廓扩张度、胸膜摩擦音	
2. 锁骨上淋巴结触诊		7. 肺部叩诊	
3. 扁桃体视诊		8. 肺部听诊(干湿啰音,对比前、后、侧胸)	
4. 呼吸频率		9. 心脏听诊	
5. 气管及胸廓视诊		10. 腹部触诊	
以上每项2分			

体检综合表现评分项目		分值	得分
系统规范	1. 查体系统、有序	2	
重点查体	2. 围绕病史选择查体,重点突出、有针对性	2	
查体技巧	3. 手法规范,检查熟练	2	
	4. 节奏适度,与患者有交流	2	
	5. 注意患者反应	2	
诊断与鉴别诊断		分值	得分
主要诊断:社区获得性肺炎		7	
鉴别诊断(1个):胸腔积液、非感染性肺部疾病、急性心肌炎		3	

考官签名: 　　　　　　　　　　　　　日期: 　年　月　日

第四节　消化系统模拟题

一、标准化病人使用材料

(一)临床情景

我腹痛有3年了,反反复复,有时候吃辛辣的东西或熬夜会发作多一些。疼的时候火辣辣的。我是做IT的,经常熬夜,有时候吃饭不规律,饥饿的时候或者夜里面会疼得厉害些。3天前吃了火锅以后又出现一样的腹痛。这次解黑大便,之前好像又吃了辣的东西。有时候自己缓解,有时候需要去诊所开"胃药"——奥美拉唑,吃了就会缓解,也就没有再去管了。3天前吃完火锅以后,突然又腹痛了。这连续3天解了黑便,量跟平时差不多。早上起来头晕。这3天一直感觉虚弱乏力。我是本地人,不抽烟,偶尔应酬时会喝酒,酒量不大。体重近期没有什么变化。父亲有胃病,今年60多岁。母亲身体好。

（二）脚本

> SP态度、体态、表情:无力,手撑着头。
> SP就诊状态:模拟年龄25岁,男性,IT公司职员。

1. 一般问候

医生:您好! 我是××科医生,我来给您看看病。

患者:好,谢谢您!

2. 现病史

（1）主要症状及时间

医生:您觉得哪里不舒服啊?（怎么不好的啊?）

患者:腹痛,大便颜色不正常。

医生:腹痛多久了?

患者:腹痛3年了,反反复复,3天前又开始了。

医生:大便颜色怎么不正常? 有多久了?

患者:大便漆黑的,就是3天前腹痛以后出现的。

医生:颜色像柏油马路一样黑吗?

患者:是的。

（2）可能的病因或诱因

医生:每次腹痛发作的时候有什么原因吗?

患者:平时吃辛辣的东西或熬夜会发作多一些。

医生:这一次腹痛有没有什么特别的原因? 比如吃感冒药或止疼药?

患者:这次没有吃药。这次解黑大便之前好像又吃了辣的东西。

（3）主要症状的特点

医生:腹痛具体在什么部位?

患者:就在这里（指在剑突位置）。

医生:是什么样的疼痛,是钝痛、刺痛、胀痛,还是烧灼样疼痛,是一阵一阵的,还是持续性的?

患者:是火辣辣地烧着痛,一发作起来就会持续。

医生:每天都痛吗? 还是时好时坏?

患者:也不是每天,饮食不注意的时候会疼。好像天冷的时候发作多一些,夏天好转。

医生:腹痛在餐后还是在餐前出现?

患者:都是在餐前饿的时候,夜晚饿的时候比较多见。

医生:每次解大便后腹痛会缓解吗?

患者:不会。

医生:有没有什么体位可以使腹痛加重或减轻? 比如趴着、平躺或前倾位、站立位时,疼痛程度有没有区别?

患者:没有区别。

医生:那要怎么才能缓解?

患者:有时候自己缓解,有时候需要去诊所开"胃药",比如奥美拉唑,吃了就会缓解。

医生:这 3 天一共解了几次黑便,每次大约有多少?

患者:前天解黑便 1 次,昨天及今天每天解黑便 2 次。量我估计不好,应该跟平时差不多吧,今天要比平时多一些。

医生:大便是成形的还是糊状的?

患者:之前都是成形的,今天早上有点糊状。

医生:有鲜血便吗?

患者:没有。

(4) 伴随症状及鉴别诊断

医生:有没有头晕?

患者:今天开始头晕了,并且还乏力,乏力在加重。

医生:有没有心慌胸闷?

患者:没有。

医生:有没有呕吐?

患者:没有。

医生:有没有发烧?

患者:没有。

(5) 就诊过程

医生:有没有到医院看过? 有没有做过检查?

患者:以前没有去医院看过,经常去家附近的诊所开"胃药",奥美拉唑、胃康宁都吃过。没有做过检查。今天早上头晕,就先去了社区卫生服务中心查了个血,说我贫血,医生就让我来大医院了(递上化验单,化验单显示"轻度贫血")。

(6) 一般状况

医生:那您这次还有什么其他症状吗?

患者:我现在感觉没精神,身上没劲,头晕。

医生:那您睡觉好吗?

患者:平时还好吧,这几天不好,晚上胃不舒服。

医生:食欲怎么样啊?

患者:食欲不行,不想吃。

医生:精神还好吗?

患者:没精神,还担心是不是得什么不好的病了。听人家讲,解黑便不好,我还这么年轻。

医生:别担心,我们给你查一下。

患者:好的。

医生:那有没有小便减少?

患者:还行。

医生:体重近期有变化吗?

患者:没称啊,我觉得没什么变化。

3. 既往史、个人史

医生:您以前有什么病吗?

患者:除了胃病以外,身体其他部件都挺好,没上过医院。

医生:您有过手术、外伤或者输过血吗?

患者:没有。

医生:吃药有过敏的吗?

患者:没有。

医生:有无肝炎、结核病、血吸虫病史?

患者:没有。

医生:最近去过"新冠"疫区吗?

患者:没有。

医生:"新冠"疫苗都接种了吧。

患者:都接种了。

医生:您是哪的人啊?

患者:合肥本地人。

医生:您是做什么工作的?

患者:IT 公司职员。

医生:平时抽烟、喝酒吗?

患者:不抽烟,有时候应酬会喝酒,酒量不大。

医生:您结婚了吗?

患者:没有。

医生:您家上一辈人身体好吗,有什么遗传病吗?

患者:我父亲有老胃病,体检的时候吹气,有那个胃的什么菌,具体我忘了。目前身体还好。父亲今年 58 岁了,母亲 55 岁了。

医生:那下面我给您检查检查,您躺下来。

患者:好。

二、考官资料

(一) 考生任务

李某,男,25 岁,IT 职员,腹痛、黑便。

生命体征:T 36.7 ℃,P 94 次/分,R 18 次/分,BP 104/60 mmHg。

请你用 14 分钟时间对患者进行病史采集、重点查体。

(二)简要病情

患者,男,25 岁。

主因:反复腹痛 3 年,再发伴黑便 3 天。

现病史:3 年来无明显诱因下反复上腹痛,位于剑突下,有烧灼样感,饥饿时或夜间发生居多,进食后似略可缓解,与体位无关,每年均在秋冬发生,夏天好转,发作程度近 3 年无显著加重,无发热,无恶心呕吐,无腹泻,未予以重视及诊治。3 天前无诱因下再发腹痛,解黑便一次,成形,量约 300 g,昨日及今天各解黑便 2 次,量与平时无异,今天大便呈糊状。今晨排便后觉头晕,无心悸胸闷,无出汗、四肢厥冷,急来我院。病程中无纳差,睡眠可,小便正常,体重无变化。

既往史:否认其他疾病、无手术外伤史、无输血史,无药物过敏史。预防接种按期完成,已接种"新冠"疫苗。

个人史:合肥本地人,IT 公司职员,否认血吸虫疫区接触,未去过"新冠"疫区,无吸烟史,偶尔饮酒。

婚育史:未婚。

家族史:父亲有"胃病",其他家属体健。

三、考生资料(分步递呈)

给考生的信息 1/2

情景:门诊。

李某,男,25 岁,IT 职员,腹痛、黑便。

生命体征:T 36.7 ℃,P 94 次/分,R 18 次/分,BP 104/60 mmHg。

请你用 14 分钟时间对患者进行病史采集、重点查体。

给考生的信息 2/2

查体:贫血貌,结膜苍白,双肺呼吸音清,心率 94 次/分,律齐,腹平软,剑突下压痛,未及反跳痛及肌紧张,腹部未触及包块,肝脾肋下未及,墨菲征阴性,无液波震颤及震水音,肠鸣音活跃,双下肢无浮肿。

请给出初步诊断及鉴别诊断。（1个）

四、评分表

考号：　　　　　　　　　　　　　　　　姓名：

问诊内容评分项目	是(√)/否(○)	问诊内容评分项目	是(√)/否(○)
1. 自我介绍及询问病人一般情况		11. 黑便的量及性状	
2. 腹痛的时间		12. 有无呕吐、呕血	
3. 腹痛的性质		13. 主要症状的伴随症状	
4. 腹痛的部位(上腹部)		14. 对患者的疑虑是否给予安慰	
5. 腹痛发作与进食、排便的关系		15. 询问腹痛的诊治过程	
6. 腹痛与体位的关系		16. 询问近期精神状况和睡眠情况	
7. 腹痛缓解方式(进餐/服抗酸药)		17. 询问近期小便、食欲及体重情况	
8. 腹痛的周期性与节律性		18. 询问吸烟、饮酒史	
9. 此次腹痛黑便的诱因(辛辣)		19. 询问其他病史	
10. 腹痛是否在夜间出现		20. 询问家族疾病史(父亲胃病)	

以上每项 2 分

问诊综合表现评分		分值	得分
收集病史技巧	1. 组织安排合理,能按顺序询问	2	
	2. 询问目的明确,重点突出,使病人对问题十分清楚	2	
	3. 澄清技巧,进行小结	2	
交流技巧	4. 充分回应患者的提问,并提供一定的信息	2	
	5. 语言通俗易懂,没有使用医学术语	2	
	6. 正确使用躯体语言,鼓励病人进行表述	2	
	7. 不打断病人,适当使用停顿技巧	2	
医患关系	8. 衣着整洁	2	
	9. 尊重病人,态度和蔼、认真	2	
	10. 关心、同情病人,使病人感到舒适	2	

重点查体项目	是(✓)/否(○)	重点查体项目	是(✓)/否(○)
1. 睑结膜有无苍白		6. 腹部浅触诊:压痛、反跳痛	
2. 巩膜有无黄染		7. 腹部深触诊:有无包块	
3. 锁骨上淋巴结触诊		8. 肝脾触诊	
4. 肺部听诊		9. 墨菲征	
5. 心脏听诊		10. 振水音	
以上每项2分			

体检综合表现评分项目		分值	得分
系统规范	1. 查体系统、有序	2	
重点查体	2. 围绕病史选择查体,重点突出、有针对性	2	
查体技巧	3. 手法规范,检查熟练	2	
	4. 节奏适度,与患者有交流	2	
	5. 注意患者反应	2	
诊断与鉴别诊断		分值	得分
主要诊断:十二指肠球溃疡伴出血、失血性贫血		7	
鉴别诊断(1个):胃溃疡、急性胃黏膜病变、胃癌、食管胃底静脉曲张		3	

考官签名: 日期: 年 月 日

第五节 泌尿系统模拟题

一、标准化病人使用材料

(一)临床情景

我今年35岁,是一名超市收银员,没有生活恶习,平常身体健康,以前从未生过大病。我的孩子和丈夫身体很好,父亲有糖尿病,但控制饮食及规律运动,血糖控制得很好。我这次突然腿肿了3个月,还越来越重,在县医院检查化验后说是肾病,有点恐慌,心里没底儿。

(二)脚本

SP态度、体态、表情:消瘦,略显焦虑。
SP就诊状态:模拟年龄35岁,女性,超市收银员,初中文化。

1. 一般问候

医生：<u>王女士，您好，我是您的接诊医生张医生。</u>

患者：您好，张医生。

医生：<u>王女士，您是合肥本地人吗？</u>

患者：不是，我是淮南的。

医生：<u>您是做什么工作的？</u>

患者：超市收银员。

医生：<u>您今年多大岁数了？</u>

患者：35 岁。

2. 现病史

（1）主要症状及时间

医生：<u>那您哪里不舒服啊？</u>

患者：腿肿，医生您看。

医生：<u>肿多长时间了？</u>

患者：大概 3 个多月了。

（2）可能的病因或诱因

医生：<u>那您肿之前可有劳累、受凉或服用药物呢？</u>

患者：没有。

（3）主要症状的特点

医生：<u>一直都这么肿吗？</u>

患者：之前没有那么严重，就这个星期肿加重了。

医生：<u>那您是怎么发现肿的？</u>

患者：就是有一天早上一起床就发现下肢肿了，先是脚肿，后来腿也开始肿了。

医生：<u>休息后肿会不会好一点？</u>

患者：之前休息后能好一点，最近 1 周肿得厉害，休息后也下不去了。

医生：<u>眼睛肿吗？</u>

患者：没注意，你这么说，最近 1 周有点，好像感觉有点沉。

（4）伴随症状及鉴别诊断

医生：<u>有没有小便泡沫增多的现象？</u>

患者：尿里面的泡沫很多，比以前多多了。

医生：<u>小便颜色可正常，有没有出现过血尿？</u>

患者：颜色正常。

医生：<u>有没有尿量减少的情况？</u>

患者：最近 1 周小便量少了很多，每天就解 2～3 次。

医生：<u>有没有发热、咳嗽、咳痰？</u>

患者：没有。

医生:<u>有没有头晕、头痛?</u>

患者:没有。

医生:<u>有没有胸闷气喘?</u>

患者:没有。

医生:<u>有没有恶心呕吐及腹胀?</u>

患者:没有恶心呕吐,最近1周感觉肚子胀。

医生:<u>有没有腹痛,皮肤瘀点、瘀斑?</u>

患者:没有。

医生:<u>有没有关节痛?</u>

患者:没有。

医生:<u>有没有尿频、尿急、尿痛及腰痛?</u>

患者:没有。

(5) 就诊过程

医生:<u>那您出现肿了以后有没有去医院看? 可做检查了?</u>

患者:去我们县医院看了,做了好多检查,说跟肾有关,我也记不清了。我很担心。

医生:<u>检查单可带来了?</u>

患者:医生您看,就是这些检查(掏出化验单)。

医生:<u>王女士,你们那边检查尿蛋白3+,血白蛋白20 g/L,比较符合肾病综合征的临床表现。</u>

患者(紧张):医生,这个病严重吗?

医生(安抚):<u>王女士,您别担心,接下来我们还会再做进一步检查的。</u>

患者:好的。

(6) 发病后的一般状况:大便、睡眠、饮食

医生:<u>这一段时间睡眠怎么样?</u>

患者:这几天肿得太厉害了,肚子好胀,睡不了几个小时。

医生:<u>大便情况呢?</u>

患者:大便每天有1~2次。

医生:<u>体重可有变化?</u>

患者:体重增加了十几斤。

3. 既往史、个人史

医生:<u>王女士,您以前身体怎么样,有没有高血压、糖尿病、心脏病?</u>

患者:以前身体很好,没什么病。

医生:<u>有没有肝炎、结核这些传染病?</u>

患者:没有。

医生:<u>有没有做过手术或受过外伤、输过血?</u>

患者:没有。

医生:<u>有没有对什么食物或药物过敏?</u>

患者:没有。

医生:最近去过"新冠"疫区吗?

患者:没有。

医生:"新冠"疫苗都接种了吧?

患者:都接种了。

医生:抽烟或喝酒吗?

患者:不吸烟,不喝酒。

医生:月经可正常? 这个月可来了?

患者:每月都准时来,持续3~4天结束,这个月是5号来的月经,已经结束了。

医生:结婚了吗? 有孩子吗?

患者:结婚了,有一个儿子,5岁了,很健康。

医生:家里人身体怎么样,有没有高血压、糖尿病、心脏病、肾脏病及肿瘤疾病的家族史?

患者:我爸有糖尿病,其他人身体还好。

医生:好的,王女士,下面我要给你做一下体格检查,请您配合一下。

患者:好的。

二、考官资料

(一)考生任务

王女士,35岁,超市收银员,因下肢肿就诊。

生命体征:T 36.5 ℃,P 80次/分,R 12次/分,BP 110/60 mmHg。

请你用14分钟时间对患者进行病史采集、重点查体。

(二)简要病情

患者,女,35岁。

主因:下肢水肿3个月,加重1周。

现病史:患者3个月前无诱因出现下肢水肿,伴有尿中泡沫增多,无晨轻暮重,无头晕乏力,无发热咳嗽咳痰,无恶心呕吐,无胸闷气喘等不适,无畏寒,未予重视。近1周浮肿逐渐加重,并有眼睑浮肿,伴有尿量减少(具体不详),且出现腹胀不适,无明显恶心、呕吐及腹痛,无心慌胸闷,至当地医院就诊。检查提示:尿蛋白3+,血白蛋白20 g/L,血肌酐70 μmol/L。当地医院予以利尿消肿、输注蛋白等治疗,水肿缓解不明显,为求进一步诊治至我院门诊就诊。自发病以来,患者精神状况一般,近1周食欲下降,睡眠一般,大便基本正常,小便同上所述,体重近3个月增加约10 kg。

既往史:体健,否认其他疾病,无手术外伤史、无输血史、无药物过敏史,已接种"新冠"疫苗。

个人史:生于淮南,超市收银员,未去过"新冠"疫区,不饮酒,不吸烟。

三、考生资料(分步递呈)

给考生的信息 1/2

情景:门诊。

王女士,35 岁,超市收银员,因下肢肿就诊。

生命体征:T 36.5 ℃,P 80 次/分,R 12 次/分,BP 110/60 mmHg。

请你用 14 分钟时间对患者进行病史采集、重点查体。

给考生的信息 2/2

查体:神清,皮肤、巩膜无黄染,浅表淋巴结不大,双眼睑水肿,无皮肤黏膜瘀点、瘀斑,甲状腺不大,双肺呼吸音低,未闻及干湿啰音,心率 80 次/分、齐,腹膨隆,未及压痛反跳痛及肌紧张,未及包块,肝脾肋下未及,墨菲征阴性,肾区无叩痛,移动性浊音阳性,双下肢重度对称凹陷性浮肿。

请给出初步诊断和鉴别诊断。(1 个)

四、评分表

考号:　　　　　　　　　　　　　姓名:

问诊内容评分项目	是(√)/否(○)	问诊内容评分项目	是(√)/否(○)
1. 自我介绍及询问病人一般情况		10. 询问尿量有无增减	
2. 询问浮肿的时间及诱因		11. 对患者的疑虑是否给予安慰	
3. 起病缓急		12. 询问水肿的诊治过程	
4. 询问浮肿的部位		13. 询问近期精神状况和睡眠情况	
5. 询问浮肿加重与缓解因素		14. 询问近期大便、食欲及体重情况	
6. 询问小便的性状(泡沫尿、血尿等)		15. 询问有无慢性病史(如高血压、糖尿病、慢性肾炎等)	
7. 有无呼吸困难		16. 询问肝炎病史、输血史、过敏史	
8. 有无腹胀、腹痛		17. 询问吸烟史、饮酒史、月经史	
9. 有无关节痛皮疹		18. 询问家族史(父亲有糖尿病病史)	
以上 4、6、7、10 项 3 分,其余每项 2 分			

问诊综合表现评分		分值	得分
收集病史技巧	1. 组织安排合理,能按顺序询问	2	
	2. 询问目的明确,重点突出,使病人对问题十分清楚	2	
	3. 澄清技巧,进行小结	2	
交流技巧	4. 充分回应患者的提问,并提供一定的信息	2	
	5. 语言通俗易懂,没有使用医学术语	2	
	6. 正确使用躯体语言,鼓励病人进行表述	2	
	7. 不打断病人,适当使用停顿技巧	2	
医患关系	8. 衣着整洁	2	
	9. 尊重病人,态度和蔼、认真	2	
	10. 关心、同情病人,使病人感到舒适	2	

重点查体项目	是(√)/否(○)	重点查体项目	是(√)/否(○)
1. 睑结膜有无苍白,巩膜有无黄染		6. 心脏听诊	
2. 眼睑有无水肿		7. 腹部外形,腹围测量	
3. 皮肤黏膜瘀点、瘀斑、肝掌及蜘蛛痣		8. 腹部触诊:有无压痛,肝脾触诊、墨菲征	
4. 甲状腺触诊		9. 腹部叩诊:移动性浊音、肾区叩痛	
5. 肺部听诊		10. 双下肢重度对称凹陷性水肿	

以上每项 2 分

体检综合表现评分项目		分值	得分
系统规范	1. 查体系统、有序	2	
重点查体	2. 围绕病史选择查体,重点突出、有针对性	2	
查体技巧	3. 手法规范,检查熟练	2	
	4. 节奏适度,与患者有交流	2	
	5. 注意患者反应	2	

诊断与鉴别诊断	分值	得分
主要诊断:肾病综合征	7	
鉴别诊断(1个):慢性肾炎、糖尿病肾病、狼疮性肾炎、乙肝相关性肾病、紫癜性肾炎	3	

考官签名: 　　　　　　　　　　　　　　　　日期: 　　年　　月　　日

第六节　血液系统模拟题

一、标准化病人使用材料

（一）临床情景

我最近没有精神，感觉身体没有劲，头晕，啥都不想干，想睡觉又睡不踏实，容易做梦，有时候夜里睡醒了，身上汗多。最近走路也走不动，老是想躺一会，不能站时间长。走走就感觉心跳得很厉害，一开始坐下休息一会儿能好，最近上卫生间都费事，起来的时候两眼发黑感觉"快过去"了，要躺好一会才行。

最近半年月经量比以前多，量差不多是原来的 2 倍。

广西人，不抽烟，以前喜欢喝米酒，现在不喝了。既往没有高血压、糖尿病等病史。没有食物及药物过敏，没有做过手术，也没有外伤。

父母亲都 60 多岁了，身体状况都还好。

（二）脚本

> SP 态度、体态、表情：皱着眉头，无力感，坐下来弯着腰，手撑着头。
> SP 就诊状态：模拟年龄 40 岁，女性，务农，没有文化。

1. 一般问候

医生：您好，我是××医生，我来给您看看病。请告诉我您的姓名、年龄。

患者：您好，我叫××，今年 40 岁。

2. 现病史

（1）主要症状及时间

医生：您觉得哪里不舒服啊？（怎么不好的啊？）

患者：我就浑身没劲、软，头晕，难受。

医生：什么时候开始觉得没劲的？

患者：年后开始的，一开始就是没什么精神，那时没当回事，后来越来越没劲，容易疲劳，走不动路，大家都说我脸色发白。

医生：是的，脸色看上去是像贫血。

（2）可能的病因或诱因

医生：最近半年劳累吗？

患者：平时做做农活，事情不多。

医生:最近可着凉了? 可发热?

患者:没感觉到。

医生:吃饭怎么样? 可挑食?

患者:最近吃饭不太行,但不挑食。

医生:月经量可多?

患者:量怪多的,最近半年都要1周才能"干净",量是原来的2倍。

医生:睡眠怎么样? 可能休息好?

患者:睡眠挺好的,就是好做梦。

(3) 主要症状的特点

医生:乏力是腿没力气走路,还是全身无力?

患者:不是腿,是全身乏力。就是浑身难受,不想动,一动就心慌,累,平时走路都累,全身没劲,没精神,干什么事情都容易累。

医生:乏力头晕是整天持续的,还是一阵阵的?

患者:整天都很乏力头昏,之前还轻一点,现在越来越重了。

医生:什么情况下加重或者缓解呢?

患者:休息躺倒可能会好一点,走路或活动就更累,还会心慌出汗。

(4) 伴随症状及鉴别诊断

医生:头晕是看东西天旋地转吗?

患者:没有,就是头晕乎乎的。

医生:手脚活动、讲话清楚吧?

患者:手脚活动没问题,讲话清楚,就是单纯觉得头晕,累。

医生:有返酸烧心吗?

患者:没有。

医生:有没有胸闷、胸痛?

患者:没有胸痛,走路后胸闷、心慌。

医生:咳嗽吗?

患者:没有。

医生:可有身体哪地方疼痛,或者有哪地方破了,出好多血?

患者:没有,我平时基本都懒得动,没有哪地方特别疼。

医生:有没有刷牙特别容易出血且止不住?

患者:没有。

医生:您自从年后开始有吃什么药吗?

患者:没有。

医生:这种没劲没精神的情况,以前没有过吧?

患者:那没有。

（5）就诊过程

医生：您去医院看过吗？

患者：没有去大医院看过，昨天实在太难受了，就去社区（卫生服务中心），抽了血，做了
　　　B超（SP拿出化验报告单，血常规提示贫血，B超提示子宫肌瘤），结果讲不正常，
　　　社区让我到大医院来。医生，我这没什么大事吧。

医生：别着急，我们会给您检查看看，别担心。

患者：好的，谢谢你们。

（6）一般状况

医生：平时吃饭还好吧？

患者：吃得少。

医生：体重有什么变化吗？

患者：没称啊，我觉得没什么变化。

医生：有过外伤吗？

患者：有过皮外伤，其他没有。

医生：那您大便规律吗？

患者：一天一次。

医生：大便黑吗？

患者：不黑，黄色的。

医生：大便带鲜血吗？

患者：以前有痔疮，年后还犯过，那时候有血，大概两周就好了，最近没犯。

医生：最近小便怎么样？有没有颜色不正常？

患者：小便还好。

医生：睡觉怎么样？

患者：现在天天想睡，但是睡不着，睡不踏实，老是做梦。

3. 既往史、个人史

医生：有没有得过肝炎、结核啊？

患者：没有。

医生：有没有什么慢性病啊？

患者：没有。

医生：有没有受过外伤、做过手术？有没有输过血？

患者：没有。

医生：有没有食物或者药物过敏？

患者：没有。

医生：最近去过"新冠"疫区吗？

患者：没有。

医生:"新冠"疫苗都接种了吧?

患者:都接种了。

医生:您是哪地方人啊?

患者:我是外地的,广西人。

医生:您是从事什么职业的?

患者:做农活。

医生:平时抽烟、喝酒吗?

患者:不抽烟,不喝酒。

医生:您第一次来月经是多大年龄?

患者:13 岁。

医生:多少天来一次,一次几天? 量可多?

患者:30 天 1 次,1 次 7 天。最近半年量特别多。

医生:痛经吗?

患者:不痛。

医生:那您老伴身体还好吗?

患者:他挺好的。

医生:您有几个子女?

患者:1 个儿子,在上初中。

医生:您家上一辈身体好吗? 家族中有什么遗传病吗?

患者:我父亲有胃病,母亲身体还好。

医生:好的。我来给您检查一下,好吗?

患者:好的。

二、考官资料

(一) 考生任务

李女士,女,40 岁,务农。因全身乏力头晕来诊。

生命体征:T 36.3 ℃,P 100 次/分,R 19 次/分,BP 100/65 mmHg。

请你用 14 分钟时间对患者进行病史采集、内科查体。

（二）简要病情

患者,女,40岁。

主因:全身乏力头晕4个月。

现病史:4个月前无明显诱因下开始出现乏力头晕,疲劳感,活动后加重,伴心悸,无晕厥,无视物旋转及肢体活动障碍,大便颜色正常,无血便。就诊社区医院,血常规提示贫血,B超提示子宫肌瘤。

既往史:体健,否认其他疾病史,无手术外伤史、无输血史、无药物过敏史,已接种"新冠"疫苗。

个人史:生于广西,家庭妇女,未去过"新冠"疫区,月经量近期明显增多。

婚育史:适龄结婚,配偶体健,育一子。

家族史:父亲患胃病,母亲体健,否认家族遗传性疾病病史。

三、考生资料

给考生的信息 1/2

情景:门诊

李女士,女,40岁,务农。因全身乏力、头晕来诊。

生命体征:T 36.3 ℃,P 110 次/分,R 19 次/分,BP 100/65 mmHg。

请你用14分钟时间对患者进行病史采集、内科查体。

给考生的信息 2/2

查体:重度贫血貌,睑结膜、口唇、甲床苍白,巩膜无黄染,全身皮肤未见明显出血点,双肺呼吸音清,心率110次/分,律齐,心尖部心音增强,可闻及2/6级收缩期杂音,腹平软,无压痛,未及反跳痛及肌紧张,未及包块。肝脾肋下未及,墨菲征阴性,双下肢轻度浮肿。

请给出初步诊断及鉴别诊断。（1个）

四、评分表

考号：   姓名：

问诊内容评分项目	是(√)/否(○)	问诊内容评分项目	是(√)/否(○)
1. 自我介绍及询问病人一般情况		10. 有无便血、血尿	
2. 询问主要症状(乏力)的时间		11. 诊治经过	
3. 询问乏力的病因或诱因		12. 对患者的疑虑是否给予安慰	
4. 乏力的特点		13. 询问近期食欲、体重变化	
5. 伴随症状(头晕心悸)		14. 询问近期精神及睡眠状况	
6. 询问有无呕血、黑便		15. 其他病史(无)	
7. 有无发现皮肤瘀点、瘀斑		16. 询问肝炎病史、输血史、过敏史	
8. 有无发热		17. 询问吸烟、饮酒史(无)	
9. 询问月经量及周期		18. 询问家族史	

以上 5、6、9、11 项 3 分，其余每项 2 分

问诊综合表现评分		分值	得分
收集病史技巧	1. 组织安排合理,能按顺序询问	2	
	2. 询问目的明确,重点突出,使病人对问题十分清楚	2	
	3. 澄清技巧,进行小结	2	
交流技巧	4. 充分回应患者的提问,并提供一定的信息	2	
	5. 语言通俗易懂,没有使用医学术语	2	
	6. 正确使用躯体语言,鼓励病人进行表述	2	
	7. 不打断病人,适当使用停顿技巧	2	
医患关系	8. 衣着整洁	2	
	9. 尊重病人,态度和蔼、认真	2	
	10. 关心、同情病人,使病人感到舒适	2	

重点查体项目	是(√)/否(○)	重点查体项目	是(√)/否(○)
1. 睑结膜有无苍白		6. 肺部听诊	
2. 口唇、甲床有无苍白		7. 心脏听诊	
3. 巩膜有无黄染		8. 肝脾有无肿大	
4. 皮肤黏膜瘀点瘀斑		9. 肠鸣音检查	
5. 浅表淋巴结触诊		10. 直肠指检	

以上每项 2 分

体检综合表现评分项目		分值	得分
系统规范	1. 查体系统、有序	2	
重点查体	2. 围绕病史选择查体,重点突出,有针对性	2	
查体技巧	3. 手法规范、检查熟练	2	
	4. 节奏适度,与患者有交流	2	
	5. 注意患者反应	2	
诊断与鉴别诊断		分值	得分
主要诊断:缺铁性贫血、子宫肌瘤(答"贫血"即可得分)		7	
鉴别诊断(1个):自身免疫性溶血性贫血、再生障碍性贫血、甲状腺功能减退、其他系统性疾病(如肿瘤)造成的贫血		3	
总　　分			

考官签名:　　　　　　　　　　　　　　　　日期:　　　年　　月　　日

第七节　内分泌系统模拟题

一、标准化病人使用材料

(一)临床情景

　　我今年40岁,从小到大食欲都特别好,吃米饭比一般人多,不太爱吃蔬菜,特别喜欢喝雪碧、可乐,还有冰红茶这样的甜饮料,一月能喝好几瓶,但是不太爱运动。我是IT行业的,经常对着电脑,晚上在家也经常熬夜,稍微有点时间就喜欢窝在家里打电脑游戏,晚上饿了就用开水泡点泡面吃。我的体重一直是比较稳定的,80 kg左右;我身高174 cm,肚子有点大,朋友还有同事经常调侃我,说我是不是肚子里有娃。我以前没生过什么病,很少感冒发烧,也从来不抽烟、不喝酒,一直觉得自己身体挺好的。但最近半年,家人、朋友还有同事都说我瘦了很多,我自己也发现了,原来的衣服都变宽松了好多,肚子也瘪了,前几天去称了一下体重,只有65 kg了,一下子瘦了15 kg。虽然瘦了很多,但我感觉有点不太对劲,我最近没去锻炼身体,也没吃什么减肥药呀,而且我吃得比原来还多呀,中饭和晚饭都要吃两大碗米饭;晚上打游戏打累了,一般十点左右必须得加餐,煎个鸡蛋饼、煮碗泡面,要不饿得睡不着;也特别容易口渴,几乎一天一瓶可乐或雪碧,我以为是夏天到了,天气热,就想喝这些冰饮料,但饮料我也不敢喝多,我买了很多矿泉水放在家里,这几天大概每天要喝七八瓶矿泉水才能解渴。水喝多了,小便也特别多,不到一小时就要跑一次厕所,而且小便泡沫也有点多;另外不知道是不是因为总看电脑,现在眼睛看东西特别模糊,睡眠也不太好,白天老犯困,做事效率低,而且如果身上哪里抓破了、擦伤了,伤口愈合得特别慢,其他倒没有什么不舒服。前几天高中同学聚会,席间说到我的情况,一个学医的同学让我去检查一下,看是不是得了糖尿病。我有点担心,因为我的外婆和三姨都有糖尿病,听说糖尿病会遗传,但她们都是60岁以后才得的糖尿病,我才40岁呀,我平常又不吃糖,而且我爸爸妈妈都没有糖尿病呀,他们身体都很好的,我怎么可能会得糖尿病呢,我想不通。

既往没有特殊疾病病史,没有食物及药物过敏,没有做过手术,也没有外伤。

安徽人,无吸烟、饮酒史。13岁月经,周期和经期正常,经量正常,无痛经。适龄结婚,育有一子。

外婆和三姨有糖尿病史。

（二）脚本

> SP态度、体态、表情:略显焦虑。
> SP就诊状态:模拟年龄40岁,女性,IT职员。

1. 一般问候

医生:您好,我是医生×××,请告诉我您的姓名和年龄。

患者:您好,我叫××,今年40岁。

2. 现病史

（1）主要症状及时间

医生:您好! 我是××科医生,我来给您看看病。

患者:好,谢谢您!

医生:您感觉哪里不好呀?

患者:我最近瘦了不少。

医生:有多长时间了?

患者:大概半年了。

医生:那这半年瘦了多少斤呢?

患者:差不多30斤。

（2）可能的病因或诱因

医生:那平常自己有去锻炼身体吗,或者吃减肥药什么的?

患者:没有呀,我不喜欢运动,也不喜欢吃药。

（3）主要症状的特点

医生:食欲怎么样呢?

患者:食欲一直都好呀,特别容易饿。我还喜欢吃甜的。食量比以前增加了1倍。

医生:那平常有没有觉得特别怕热、爱出汗?

患者:最近夏天天气热,我一直有点怕热、出汗也多。

医生:平常容易紧张手抖吗?

患者:那到没有。

医生:最近容易发脾气吗?

患者:没有。

医生:平常有感觉自己心跳快吗?

患者:那也没有。

医生:这段时间觉得口渴、特别爱喝水吗?

患者:您说得太对了,这夏天到了,天气热,我每天要喝七八瓶矿泉水,太口渴了。

医生:是不是小便也很多?

患者:是的,我水喝得多呀,小便肯定也多啊,大概不到一个小时就要跑一次厕所,而且小便泡沫也有点多。

医生:那其他还有什么不舒服,有没有觉得最近视力下降了?

患者:是的,也不知道是不是因为总看电脑,现在眼睛看东西特别模糊。

医生:有没有觉得手脚发麻、发凉或者感觉发烫,或者是感觉哪里疼痛呢?

患者:没有,就是身上哪里抓破了、擦伤了,伤口愈合得特别慢,其他倒没有什么不舒服。

(4) 伴随症状

医生:有发热、咳嗽、咳痰,痰中带血吗?

患者:没有。

医生:有乏力盗汗吗?

患者:没有。

医生:有腹痛或者大便发黑吗?

患者:没有。

医生:有腹胀吗?

患者:很容易饿,怎么会腹胀啊?

(5) 诊治经过

医生:有没有到医院看过? 有没有做过检查?

患者:没有。

(6) 发病后的一般状况:大小便、睡眠、饮食

医生:大便正常吗? 有便秘或腹泻吗?

患者:正常。没有便秘、腹泻。

医生:近期睡眠有变化吗?

患者:没有。

3. 既往史、个人史

医生:平常抽烟、喝酒吗?

患者:一直都不抽烟、不喝酒。

医生:以前有什么药物过敏吗?

患者:没有,以前也很少吃药打针。

医生:以前开过刀吗?

患者:从来没有。

医生:平常查过血压、血脂吗? 有没有得过痛风?

患者:以前体检查过都还好,没有痛风。

医生:最近去过"新冠"疫区吗?

患者:没有。

医生:"新冠"疫苗都接种了吧?

患者:都接种了。

医生:您是合肥本地人吗?

患者:是的。

医生:您第一次来月经是多大年龄?

患者:我 13 岁来月经。

医生:多少天来一次? 一次几天?

患者:30 天 1 次,1 次 7 天。

医生:痛经吗?

患者:不痛。

医生:末次月经什么时候来的?

患者:10 天前。

医生:结婚了吧?

患者:结婚了。

医生:您爱人身体好吗?

患者:挺好。

医生:您有几个小孩?

患者:就一个儿子,上初中了。

医生:您家里上一辈人身体都还好吗? 有没有得糖尿病的?

患者:我外婆有糖尿病,还有我三姨也是。

医生:您有得糖尿病的可能,但需要做进一步的检查化验。您先别太担心,就算是得了糖尿病也是可以控制的,请躺下来,我给您检查一下。

患者:好的。

二、考官资料

(一) 考生任务

王某,女,40 岁,工程师,体重下降。

生命体征:T 36 ℃,P 78 次/分,R 16 次/分,BP 122/78 mmHg。

请你用 14 分钟时间对患者进行病史采集、重点查体。

（二）简要病情

患者,女,40 岁。

主因:体重进行性下降半年。

现病史:患者半年前开始出现体重进行性下降,约 15 kg,伴口干、多尿、多饮,每日饮水 4000 mL 以上,尿量与饮食量相当,伴易饥多食,伴视物模糊,近期创面愈合较慢,否认手足麻木发凉或灼烧样感、疼痛等不适,否认腹痛腹胀、腹泻便秘、恶心呕吐、返酸等不适,否认明显怕热多汗、心悸手抖等不适,否认发热或咳嗽等不适。患者近期自觉困乏,平素活动少、喜饮甜饮料,睡眠一般。

既往史:体健,否认高血压病、高脂血症、痛风等疾病。否认既往手术史、外伤史,无输血史,无药物过敏史。已接种"新冠"疫苗。

个人史:生于安徽合肥,工程师,未去过"新冠"疫区,无吸烟饮酒史。

月经史:13 岁月经,周期和经期正常,经量正常,无痛经。

婚育史:适龄结婚,育有一子。

家族史:外婆和三姨有糖尿病史。

三、考生资料(分步递呈)

给考生的信息 1/2

情景:门诊。

王女士,40 岁,工程师,因体重进行性下降半年来诊。

生命体征:T 36 ℃,P 78 次/分,R 16 次/分,BP 122/78 mmHg。

请你用 14 分钟时间对患者进行病史采集、重点查体。

给考生的信息 2/2

查体:身高 174 cm,体重 65 kg,BMI 21.47 kg/m²,神志清楚,精神良好,双眼球不突,甲状腺未触及肿大,全身淋巴结未触及肿大,双肺呼吸音清,未闻及干湿啰音,心率 78 次/分,律齐,腹平软,未触及包块,无压痛及反跳痛,双侧足背动脉搏动可触及,腱反射正常,双足踝反射正常。

请给出初步诊断和鉴别诊断。(1 个)

四、评分表

问诊内容评分项目	是(√)/否(○)	问诊内容评分项目	是(√)/否(○)
1. 自我介绍及询问病人一般情况		11. 有无手足麻木、灼烧样痛等临床表现	
2. 询问主要症状(体重下降)的时间及具体数值		12. 有无腹痛、黑便等消化道症状	
3. 有无食欲亢进或下降		13. 有无发热、咳嗽等呼吸道症状	
4. 询问有无脾气改变		14. 诊治过程	
5. 有无高代谢症状		15. 对患者的疑虑是否给予安慰	
6. 有无口干、多饮、多尿		16. 询问近期精神状况和睡眠、大便情况	
7. 询问每日具体饮水量及尿量		17. 询问手术及药物过敏史	
8. 询问有无药物因素		18. 询问有无吸烟、饮酒史	
9. 询问平常饮食、运动习惯		19. 询问是否有其他疾病史	
10. 有无视力下降		20. 询问家族史	

以上每项 2 分

问诊综合表现评分		分值	得分
收集病史技巧	1. 组织安排合理,能按顺序询问	2	
	2. 询问目的明确,重点突出,使病人对问题十分清楚	2	
	3. 澄清技巧,进行小结	2	
交流技巧	4. 充分回应患者的提问,并提供一定的信息	2	
	5. 语言通俗易懂,没有使用医学术语	2	
	6. 正确使用躯体语言,鼓励病人进行表述	2	
	7. 不打断病人,适当使用停顿技巧	2	
医患关系	8. 衣着整洁	2	
	9. 尊重病人,态度和蔼、认真	2	
	10.关心、同情病人,使病人感到舒适	2	

重点查体项目	是(√)/否(○)	重点查体项目	是(√)/否(○)
1. 测量身高、体重并计算体重指数(BMI)		6. 心脏听诊	
2. 双眼球是否突出及视力粗测		7. 腹部触诊	
3. 甲状腺触诊		8. 腱反射	
4. 全身浅表淋巴结触诊		9. 双足踝反射及针刺觉	
5. 肺部听诊		10. 双侧足背动脉搏动	

以上每项2分

体检综合表现评分项目		分值	得分
系统规范	1. 查体系统、有序	2	
重点查体	2. 围绕病史选择查体,重点突出、有针对性	2	
查体技巧	3. 手法规范,检查熟练	2	
	4. 节奏适度,与患者有交流	2	
	5. 注意患者反应	2	

诊断与鉴别诊断	分值	得分
主要诊断:糖尿病	7	
鉴别诊断:甲亢、恶性肿瘤、结核	3	

考官签名: 　　　　　　　　　　　　　　日期: 　　年　　月　　日

第八节　风湿免疫系统模拟题

一、标准化病人使用材料

(一)临床情景

　　我全身痛有十几年了,好好的就开始痛,痛得厉害的时候还肿。最开始是手腕痛,我以为是干活累的,没去医院看,后来身上到处都痛,手、胳膊、肩、膝盖都痛,天冷的时候严重点,天气暖和时要好点,白天和晚上都痛,早上起来的时候更严重点,手都握不起来。我在家休息了几天,在家门口的诊所开了一点药,止痛的,没有药名字,早上和晚上都吃一粒。吃了几天,关节痛好些了。痛的时候就吃,吃几天就好了,不痛就不吃了。后来,痛时吃药也不管用了。前几年通过别人介绍,买了治关节痛的膏药,贴的时候稍微好点,最后也不行,最近5年手指头都慢慢变形了。

这么多年看了好几个地方,到处看病也花了不少钱。别人说我这是风湿,治不好,断不了根,也就没再看了。

近两个月关节痛得越来越厉害了,早上起来端刷牙杯子、拧毛巾都不行,都要叫别人帮忙了,现在吃止痛药也管不住,家里人一定要带我到这来看病。

亳州人,不喝酒,逢年过节抽几根烟,抽得少。

母亲在世时也有关节痛,没去医院检查过。父亲还在,身体还好。

(二) 脚本

> SP 态度、体态、表情:略显被慢性疼痛折磨的表情。
> SP 就诊状态:模拟年龄 45 岁,女性,家庭主妇,没有文化。

1. 一般问候

医生:您好,我是××医生,我来给您看看病。请告诉我您的姓名、年龄。

患者:您好,我叫××,今年 45 岁。

2. 现病史

(1) 主要症状及时间

医生:您怎么不舒服啊?

患者:我全身到处都痛。

医生:哪些地方痛? 能具体说说吗?

患者:主要是关节痛。

医生:多长时间了?

患者:十几年了,最近两个月加重了。

医生:具体是什么关节疼?

患者:开始是手腕肿痛,后来慢慢的手关节(手指着掌指关节、近端指间关节、腕)、胳膊、肩膀、膝盖都疼了。

医生:那疼痛是一阵一阵的还是持续的呢?

患者:持续痛。白天痛,晚上也痛,早上手握不起来,到中午才会好一点。

(2) 可能的病因或诱因

医生:有没有发现什么原因会导致关节痛呢?

患者:没有。好好的就痛。有时痛得厉害,有时好点。

医生:这次加重有没有什么原因?

患者:也没有。

(3) 主要症状的特点

医生:双边关节都疼吗?

患者:是的,有时左边疼,有时右边疼,有时两边都疼。

医生:疼痛什么时候较明显?

患者:天气冷的时候,特别是冬天。天气暖和要好点。早上起来的时候也明显,手握不
起来。现在拧毛巾、端刷牙杯子都不行了。你看,手变形了,干不了活了。

医生:手变形有几年了?

患者:有5年了。

(4) 伴随症状及鉴别诊断

医生:您除了有关节痛以外,关节可有肿胀?

患者:有,关节痛,也肿。

医生:痛的关节有没有明显发红?

患者:没有发红。

医生:近期有发热、受凉、感冒、解小便不适、腹泻等吗?

患者:都没有。

(5) 就诊过程

医生:那这么多年,没有正式看过吗?

患者:也看过,但没有到大医院看,就在家门口的小诊所拿点药吃吃,也去过县医院看过
一次,好多年了,不记得了。中间也听别人介绍,买了一种药膏贴了贴,也就管了
一阵子,后来也管不住了。

医生:那这些年一直在吃药吗? 药带来了吗?

患者:痛得厉害就吃,不痛就不吃。以前吃药就不痛了,现在身上到处都痛,这1个月吃
了药也管不住。药没有带来。我看人家得癌症的也是身上到处痛,我这不会是癌
症吧?

医生:您别紧张,也不要胡思乱想。具体了解病情后争取更快地给您明确诊断,好不好?

患者:好的,医生。

(6) 一般状况

医生:平时吃饭还好吧?

患者:胃口还好,不痛的时候能吃,痛得厉害就吃不下了。

医生:那您睡觉怎么样?

患者:睡觉还好。睡着了就不觉得痛了,早上一觉醒过来就开始痛。

医生:大小便情况呢?

患者:都正常。

医生:体重有什么变化吗?

患者:没称啊,我觉得没什么变化。

3. 既往史、个人史

医生:您以前有什么病吗?

患者:没有。

医生:有过外伤吗?

患者:有过皮外伤,其他没有。

医生:做过手术、输过血吗?

患者:没有。

医生:吃药有过敏的吗?

患者:没有,就没怎么吃过药。

医生:最近去过"新冠"疫区吗?

患者:没有。

医生:"新冠"疫苗都接种了吧?

患者:都接种了。

医生:您是哪地方人啊?

患者:我是亳州市蒙城县的。

医生:您是从事什么职业?

患者:没有工作。

医生:平时抽烟、喝酒吗?

患者:不。

医生:您第一次来月经是多大年龄?

患者:我13岁来月经。

医生:多少天来一次,一次几天?

患者:30天1次,1次7天。

医生:痛经吗?

患者:不痛。

医生:末次月经是什么时候来的?

患者:10天前。

医生:那您爱人还好吗?

患者:他挺好的。

医生:您有几个子女?

患者:一个男孩,15岁,还在上学。

医生:您家上一辈身体好吗?家族中有什么遗传病吗?

患者:我母亲在世时也有关节痛,那时候没有查,也不知道啥病,后来因为脑出血过世了。父亲还健在,身体没啥毛病。

医生:好的。我来给您检查一下,好吗?

患者:好的。

二、考官资料

（一）考生任务

李某,女,45 岁,家庭妇女,关节痛。

生命体征:T 36.3 ℃,P 80 次/分,R 19 次/分,BP 130/85 mmHg。

请您用 14 分钟时间对患者进行病史采集、重点查体。

（二）简要病情

患者,女,45 岁。

主因:反复多关节肿痛 10 余年,加重 2 个月。

现病史:10 余年前无明显诱因下出现双侧手腕肿痛,就近诊所予以止痛药口服(具体不详),症状有所好转。10 余年来关节肿痛症状反复发作,累及双手近端指间关节、掌指关节、双腕、双肘、双肩、双膝、双踝及足关节,双手关节伴有晨僵,时间超过 1 小时。关节肿痛多在天气冷时明显,天气转暖后症状有所好转。曾在县医院及其他诊所就诊,具体不详,未系统诊治。间断服用止痛药及外用贴膏。近 5 年,双手关节逐渐出现畸形。近 2 个月,上述症状逐渐加重,服用止痛药物 1 月余,自觉效果不佳。病程中无发热、皮疹、腰背痛、咳嗽咳痰、腹泻、尿频尿急尿痛等。患者食纳、睡眠尚可,大小便正常,体重无明显改变。

既往史:体健,否认其他疾病史。无手术外伤史,无输血史,无药物及食物过敏史。已接种"新冠"疫苗。

个人史:生于亳州市蒙城县,家庭妇女。未去过"新冠"疫区。

婚育史:适龄结婚,配偶体健。育一子。

家族史:母亲有关节痛病史,未诊治,已故。父亲健在。否认家族遗传性疾病病史。

三、考生资料(分步递呈)

给考生的信息 1/2

情景:门诊。

李女士,45 岁,家庭主妇。因多关节痛就诊。

生命体征:T 36.3 ℃,P 80 次/分,R 19 次/分,BP 130/85 mmHg。

请您用 14 分钟时间对患者进行病史采集、重点查体。

查体:神清,精神一般。无皮疹,无皮下结节,双肺呼吸音清,未闻及干湿啰音,心率80次/分,腹软,无压痛。双手"天鹅颈样"畸形,双手第2~5近端指间关节、掌指关节、双腕、双膝关节肿胀,压痛明显,局部皮温不高,无发红,双腕关节活动受限,四肢肌力正常。

请给出初步诊断及鉴别诊断。(1个)

四、评分表

问诊内容评分项目	是(√)/否(○)	问诊内容评分项目	是(√)/否(○)
1. 自我介绍及询问病人一般情况		11. 询问关节痛缓解因素(服药或天暖)	
2. 询问主要症状(关节痛)开始的时间		12. 询问关节痛与白昼、活动的关系	
3. 询问关节痛的部位		13. 询问关节畸形开始的时间	
4. 询问有无关节肿胀		14. 对患者是否给予安慰	
5. 询问有无关节发红		15. 询问关节肿痛的诊治情况	
6. 询问有无发热		16. 询问近期精神及睡眠情况	
7. 询问有无晨僵		17. 询问近期大小便、饮食及体重情况	
8. 询问有无诱因		18. 询问吸烟、饮酒史	
9. 询问有无外伤		19. 询问其他病史	
10. 询问是否为双侧		20. 询问家族史(母亲关节痛)	

以上每项2分

	问诊综合表现评分	分值	得分
收集病史技巧	1. 组织安排合理,能按顺序询问	2	
	2. 询问目的明确,重点突出,使病人对问题十分清楚	2	
	3. 澄清技巧,进行小结	2	
交流技巧	4. 充分回应患者的提问,并提供一定的信息	2	
	5. 语言通俗易懂,没有使用医学术语	2	
	6. 正确使用躯体语言,鼓励病人进行表述	2	
	7. 不打断病人,适当使用停顿技巧	2	

问诊综合表现评分		分值	得分
医患关系	8. 衣着整洁	2	
	9. 尊重病人,态度和蔼、认真	2	
	10. 关心、同情病人,使病人感到舒适	2	

重点查体项目	是(√)/否(○)	重点查体项目	是(√)/否(○)
1. 关节有无畸形		6. 关节活动度	
2. 关节压痛的部位及程度		7. 肺部听诊	
3. 关节肿胀的部位		8. 心脏听诊	
4. 关节表面温度		9. 腹部触诊	
5. 关节表面颜色		10. 肌力	

以上每项2分

体检综合表现评分项目		分值	得分
系统规范	1. 查体系统、有序	2	
重点查体	2. 围绕病史选择查体,重点突出,有针对性	2	
查体技巧	3. 手法规范、检查熟练	2	
	4. 节奏适度,与患者有交流	2	
	5. 注意患者反应	2	

诊断与鉴别诊断	分值	得分
主要诊断:类风湿关节炎	7	
鉴别诊断(1个):骨关节炎、强直性脊柱炎、痛风	3	
总　　分		

考官签名:　　　　　　　　　　　　　　　　日期:　　　年　　月　　日

第九节　感染性疾病模拟题

一、标准化病人使用材料

(一)临床情景

我今年40岁,前天不知道怎么回事,就觉得肚子开始胀胀的,而且肚子还有点痛,还有点拉肚子,自己搞点药吃也没怎么好,这两天肚子胀还变厉害了,肚子似乎变大了,小便量减少了,两条腿拖不动,硬邦邦的感觉。今天感觉实在太难过了,到医院里来查查。最近精神不好,食欲差,体重也没觉得有什么变化。

肥东人,不抽烟、不喝酒。

既往没有高血压、糖尿病等病史,也没有食物及药物过敏,没有做过手术,也没有外伤。

父亲因肝癌去世,母亲身体还可以。

(二)脚本

> SP态度、体态、表情:略显焦虑的急性面容。
>
> SP就诊状态:模拟年龄40岁,女性,务农,文化程度低。

1. 一般问候

医生:您好,我是医生×××,请告诉我您的姓名和年龄。

患者:您好,我叫××,今年40岁。

2. 现病史

(1) 主要症状及时间

医生:您感觉哪里不好呀?

患者:我最近肚子开始胀胀的,而且肚子还有点痛,还有点拉肚子。

医生:有多长时间了?

患者:大概两天了。

(2) 可能的诱因及原因

医生:那您开始感觉腹痛的时候,觉得是什么原因引起的? 之前在干什么?

患者:我也不知道是什么原因引起的,就是前天中午吃饭后突然感觉肚子痛,肚子胀起来了。

医生:那有没有觉得是吃坏东西或其他情况?

患者:没有。

(3) 主要症状的特点

医生:那你这次肚子痛得厉不厉害? 是一直痛还是一阵一阵的痛? 是哪种痛?

患者:还好,也没痛得那么厉害,就是一阵一阵的、针刺样的痛。

医生:什么部位痛?

患者:说不好,感觉满肚子都痛。

医生:那您觉得腹痛程度会改变吗? 什么情况下会好点,比如吃完饭、睡觉、运动等,后面会不会加重或缓解?

患者:没有明显减轻,似乎今天有所加重,一直痛。

医生:那这两天有没有感觉肚子变大了?

患者:有,感觉肚子好像大了一圈。

医生:你这两天拉肚子,大便什么颜色? 什么形状? 是像水一样,还是像粥或者米糊一样?

患者:像粥一样,大概一天三四次吧。

医生:大便解出来后,还会不会带着黏液或者混着黏黏的血?

患者:没有。

(4) 伴随症状及鉴别诊断

医生:有没有背痛?

患者:没有。

医生:有没有发热、咳嗽?

患者:没有

医生:这两天有没有恶心呕吐?

患者:没有哎。

医生:那会不会感觉胸口痛或者透不过气?

患者:也没有。

(5) 就诊过程

医生:你自己吃过什么药? 去哪里看了吗?

患者:就喝了点午时茶,好像没什么效果。昨天去县医院看了,讲我肝硬化,我害怕极了(从口袋拿出 B 超单,上面显示"肝硬化、脾大、腹腔积液")。

(6) 一般状况

医生:别担心,我们再检查一下看怎么治疗。最近胃口怎么样?

患者:胃口比平时稍微差一点。不过每顿饭都正常吃。

医生:睡觉怎么样?

患者:就是肚子胀起来不太容易睡着,不过睡着了就还好。

医生:那这两天体重有没有变重?

患者:感觉有,但没去称。

医生:这两天小便怎么样? 有变多或者变少吗?

患者:小便少了很多,次数和量都变少了。

医生:身体怎样? 有没有什么慢性病,需要长期服药的?

患者:没有。

3. 既往史、个人史

医生:以前有没有得过肝炎?

患者:肝炎没得过,就是初中体检的时候说我有乙肝病毒携带,告诉我肝功能正常,不要管它。后来我就没管了。

医生:没有高血压、糖尿病、冠心病、肾脏病吧?

患者:没有。

医生:有没有结核等传染病史?

患者:没有。

医生:那您有没有接受过什么手术? 输过血呢?

患者:没有。

医生:有没有受过外伤,接触过放射线、化学毒物等?

患者:没有。

医生:您是否对药物过敏? 或对食物过敏?

患者:没有。

医生:预防接种按计划进行的吧?

患者:小时候生活在农村,疫苗接种不正规。

医生:最近去过"新冠"疫区吗?

患者:没有。

医生:"新冠"疫苗都接种了吧?

患者:都接种了。

医生:您出生在哪里? 有没有在外地长期居住?

患者:我是肥东县人,一直住在肥东县,没有在外地长期居住。

医生:您具体是做什么工作的?

患者:干农活。

医生:平时吸烟、喝酒吗?

患者:从不。

医生:除您爱人外,有其他性伴侣吗?

患者:没有。

医生:您的文化程度呢?

患者:初中。

医生:您第一次来月经是多大年龄?

患者:我 13 岁来月经。

医生:多少天来一次? 一次几天?

患者:30 天 1 次,1 次 7 天。

医生:痛经吗?

患者:不痛。

医生:末次月经是什么时候来的?

患者:10 天前。

医生:您多大结婚? 爱人身体好吧?

患者:26 岁结婚,身体好。

医生:您生了几个孩子? 平产的还是剖的?

患者:1 个孩子,顺产的,13 岁了。

医生:有没有流过产或早产。

患者:没有。

医生:那您有没有避孕?

患者:有,带环。

医生:哪里上的环? 有什么不适吗?

患者:老家医院,没什么不舒服的情况。

医生:父母亲身体好吗? 有兄弟姐妹吗?

患者:父亲 65 岁时因肝癌去世,母亲身体挺好的。有 1 个弟弟,身体很好。

医生:家里有没有遗传病病史呢?

患者:没有。

医生:现在我将给您做个查体,请配合。

患者:好。

二、考官资料

(一)考生任务

患者,女,40 岁,农民,腹胀腹痛。

生命体征:T 36.8 ℃,P 80 次/分,R 20 次/分,BP 100/68 mmHg。

请你用 14 分钟时间对患者进行病史采集、重点查体。

(二)简要病情

主因:发现乙肝标志物阳性 20 余年,腹胀腹痛 2 天。

现病史:20 余年前体检发现乙肝标志物阳性,查肝功能正常,未特殊处理。其后未做正规检查及治疗。2 天前患者出现腹胀,伴有腹部隐痛不适,呈阵发性发作,程度不剧烈,无发热,无恶心呕吐,无胸痛,无呼吸困难,无后背部放射痛,伴有腹围增大,有腹泻,每日大便 3～4 次,为黄色稀糊状便,未见黏液及脓血便。未特殊处理。今患者症状渐加重,为求进一步诊治入我院,收住我科。病程中患者精神、饮食、睡眠略差,小便量明显减少,体重略有增加。

既往史:否认其他疾病,否认手术外伤史,否认食物及药物过敏史,否认输血史,否认中毒史,否认过敏体质史(如哮喘、荨麻疹)。已接种"新冠"疫苗。

个人史:生于肥东县,初中文化程度并久居当地,未去过"新冠"疫区。否认烟酒嗜好,否认冶游史。

月经史:月经初潮 13 岁,周期规律,7/30 天,痛经(一)。LMP 2022 年 2 月 8 日。

婚育史:26 岁结婚,配偶体健,宫内节育器避孕。

家族史:有乙肝家族史,父亲因肝癌去世。

三、考生资料(分步递呈)

给考生的信息 1/2

情景:门诊

患者,女,40岁,农民,因腹胀腹痛2天来就诊。

生命体征:T 36.8 ℃,P 80次/分,R 20次/分,BP 100/68 mmHg。

请您用14分钟时间对患者进行病史采集、重点查体。

给考生的信息 2/2

查体:神清,一般情况略差,肝病面容,皮肤巩膜未见明显黄染,可见肝掌及蜘蛛痣,双肺呼吸音清,心率80次/分,律齐,腹膨隆,可见腹壁静脉,未见胃肠型,全腹轻压痛,未见反跳痛及肌紧张,肝肋下未及,脾肋下约3指,移动性浊音阳性,肠鸣音5~6次/分。双下肢轻度凹陷性水肿,扑翼样震颤阴性。

请给出初步诊断及鉴别诊断。(1个)

四、评分表

考号:　　　　　　　　　　　　姓名:

问诊内容评分项目	是(√)/否(○)	问诊内容评分项目	是(√)/否(○)
1. 自我介绍及询问病人一般情况		11. 有无意识障碍	
2. 询问主要症状(腹胀腹痛)的时间		12. 小便有无减少	
3. 询问主要症状(腹胀腹痛)的诱因		13. 就诊过程	
4. 询问主要症状(腹胀腹痛)的性质及缓解方式		14. 对患者的疑虑是否给予安慰	
5. 腹痛的部位		15. 食欲、体重、睡眠变化	
6. 有无腹泻		16. 询问是否有其他疾病史	
7. 有无恶心呕吐		17. 询问肝炎病史、输血史、过敏史	
8. 有无黑便、血便		18. 询问手术外伤史	
9. 有无发热		19. 询问烟酒嗜好	
10. 有无胸闷胸痛		20. 询问家族史	
以上每项2分			

问诊综合表现评分		分值	得分
收集病史技巧	1. 组织安排合理,能按顺序询问	2	
	2. 询问目的明确,重点突出,使病人对问题十分清楚	2	
	3. 澄清技巧,进行小结	2	
交流技巧	4. 充分回应患者的提问,并提供一定的信息	2	
	5. 语言通俗易懂,没有使用医学术语	2	
	6. 正确使用躯体语言,鼓励病人进行表述	2	
	7. 不打断病人,适当使用停顿技巧	2	
医患关系	8. 衣着整洁	2	
	9. 尊重病人,态度和蔼、认真	2	
	10. 关心、同情病人,使病人感到舒适	2	

重点查体项目	是(√)/否(○)	重点查体项目	是(√)/否(○)
1. 面容、步态		6. 叩诊:移动性浊音	
2. 皮肤巩膜黄染、肝掌、蜘蛛痣		7. 腹部触诊:腹壁紧张度,有无包块,有无压痛及反跳痛	
3. 心肺听诊		8. 肝脾触诊	
4. 腹部视诊:腹部外形,腹壁静脉		9. 双下肢水肿	
5. 腹部听诊:肠鸣音		10. 扑翼样震颤	

以上每项 2 分

体检综合表现评分项目		分值	得分
系统规范	1. 查体系统、有序	2	
重点查体	2. 围绕病史选择查体,重点突出、有针对性	2	
查体技巧	3. 手法规范,检查熟练	2	
	4. 节奏适度,与患者有交流	2	
	5. 注意患者反应	2	

诊断与鉴别诊断	分值	得分
主要诊断:乙肝后肝硬化失代偿期、自发性腹膜炎	7	
鉴别诊断(1个):急性胃肠炎、结核性腹膜炎、急性胰腺炎	3	

考官签名: 日期: 年 月 日

第二章
临 床 思 维

第一节　临床思维答题策略

　　第二、三站为临床思维考站，临床思维的考核使用结构化面试的命题形式，以病例为载体，以症状为线索，以问题为引导，模拟临床实际的诊治和思维过程，信息分步递呈，考核临床思维能力。第二考站考核心内、呼吸、消化等亚专科病种，第三考站考核内分泌、肾内、血液、风湿免疫等亚专科病种。临床思维的考核使用结构化面试的命题形式，以适当的病例为载体，以症状为线索，以问题为引导，模拟临床实际的诊治和思维过程，信息分步递呈，考核临床思维能力。

　　其实质类似于主治考试的案例分析题，就病史采集、体格检查、辅助检查、治疗策略逐层提问，前一题的答案往往是后一题的题干，进行过程中不可对前一问题进行补充及更正。与主治考试的差别在于，技能考试是面试形式的、无纸化的，考察考生的临床诊治能力。因为考核范围有不同的广度和深度，也是技能考试中最具有挑战性的一个站点。考察的问题是多样化的，可以是针对病史补充的提问，也可以是针对体格检查及辅助检查的提问，或者是针对诊疗方案的制定以及调整的提问，选择的病例通常是常见且重要的疾病，这一疾病可以延伸出带有思考价值的临床问题。

　　涉及病史补充的问题，可以是现病史，也可以是既往史的补充，还可以是考察鉴别诊断或者有关发病原因的问诊；有关体格检查的问题，涉及系统查体和重点查体的结合，以便在体格检查中反映出诊断及鉴别诊断。例如，在心血管系统的案例中，心脏的视、触、叩、听的体格检查内容都应该包括，而腹部可仅做简单的腹部触诊；换言之，在消化系统的案例中，腹部的视、触、叩、听都应该做到，心脏作为整体，对于临床实际操作而言，需要做基本的听诊。关于辅助检查的问题，可以尽可能回答所能想到的检查；关于治疗方案的问题，除了普遍的治疗原则以外，不要忽视一般治疗，包括心电监护、记出入量或者二级预防等内容。在答题的流程中，因为下一题的题干会回答上一题的问题，所以总体答题思路不会有太大的偏移，即便上一问题回答的有偏差，也要及时调整情绪并回到设定的正确的答题轨道上。

由于内科考察的病种较多,本章针对每个亚专科分别设置了 4 套模拟题,其中绝大多数都是内科系统的常见且重要的疾病。有的出题思路是较为严格地按照大纲设定的出题模式,有的在深度及广度上有所拓展。例如,针对内分泌系统的一些病种提出问题,其目的是为了开拓思路,理解出题思维及不同角度,尽可能地帮助大家在全面复习阶段对各亚专科疾病做一次重点回顾。每套模拟题满分 100 分,其中回答问题 90 分,表达及临床思维反馈 10 分。

第二节　心血管系统模拟题

模 拟 题 1

一、考生版

考生版 1/5

患者,男,70 岁,主因"发作性胸痛 5 年,再发加重 4 小时"就诊。患者 5 年前开始出现发作性胸痛,位于胸骨后中下段,多在剧烈活动时出现,休息或含服速效救心丸几分钟后缓解,一直未予以正规治疗。近一年来发作次数较前增多,活动耐量下降。4 小时前情绪激动后突发持续性胸痛,濒死感,含服速效救心丸不能缓解,伴大汗,气喘、呼吸困难,遂就诊我院急诊科。既往高血压病史 10 余年,未正规服药及监测血压。否认糖尿病史。吸烟 40 余年,未戒烟。

1. 针对该患者的胸痛症状需要考虑哪些疾病?
2. 该患者最可能的胸痛原因是什么?
3. 针对该患者的查体需要重点注意哪些体征?

考生版 2/5

查体:T 36.8 ℃,P 100 次/分,R 22 次/分,BP 140/90 mmHg,高枕卧位,神志清楚,精神萎靡,口唇不绀,无颈静脉怒张,双下肺闻及湿啰音,心界无增大,心率 100 次/分,律齐,各瓣膜区未闻及明显病理性杂音,未及心包摩擦音,腹软,肝脾不大,无腹膜刺激征,墨菲征阴性,双下肢不肿。

4. 为明确诊断,下一步需要安排哪些检查项目?

患者检查结果回报：

(1) 血常规：WBC 6.34×10⁹/L，N％ 72.6％，PLT 278×10⁹/L。

(1) 血常规：WBC 6.34×10^9/L，N% 72.6%，PLT 278×10^9/L。

(2) 生化：ALT 40 IU/L，SCr 90 μmol/L，K 3.88 mmol/L，Glu 6.09 mmol/L。

(3) 心肌酶学：CK-MB 44 IU/L，CK 359 IU/L。

(4) NT-proBNP：5600 pg/mL。

(5) 心脏肌钙蛋白(cTn)I 8.73 μg/L，肌红蛋白(MYO) 130 μg/L。

(6) 床旁胸片：未见异常。

(7) ECG 如图 2.1 所示。

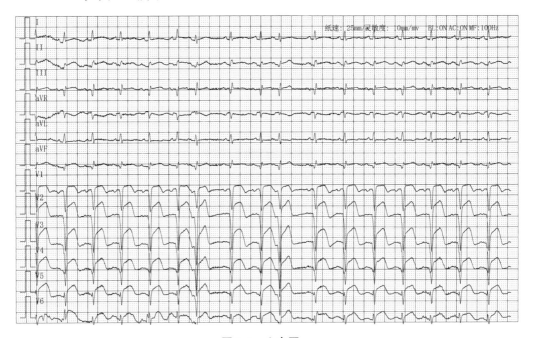

纸速：25mm/s／灵敏度：10mm/mV　BL:ON AC:ON MF:100Hz

图 2.1　心电图一

5. 针对急性前壁心肌梗死，该患者需要采取的治疗措施有哪些？

6. 术后患者反复出现心悸黑朦，最可能的原因是什么？

心电监护提示反复出现短阵室性心动过速，血压 120/80 mmHg。

7. 此时你应如何处理？

患者血压突然下降至 80/60 mmHg，并出现胸骨左缘 3～4 肋间可闻及 4/6 级收缩期杂音。

8. 此时需要考虑什么情况,还可能发现哪些阳性体征? 如何明确诊断?

二、考官版

患者男,70岁,主因"发作性胸痛5年,再发加重4小时"就诊。患者5年前开始出现发作性胸痛,位于胸骨后中下段,多在剧烈活动时出现,休息或含服速效救心丸几分钟后缓解,一直未予以正规治疗。近一年来发作次数较前增多,活动耐量下降。4小时前情绪激动后突发持续性胸痛,濒死感,含服速效救心丸不能缓解,伴大汗,气喘,呼吸困难,遂就诊我院急诊科。既往高血压病史10余年,未正规服药及监测血压。否认糖尿病史。吸烟40余年,未戒烟。

1. 针对该患者的胸痛症状需要考虑哪些疾病?(10分)

(1) 心绞痛/急性心肌梗死。(2分)

(2) 主动脉夹层。(2分)

(3) 急性肺动脉栓塞。(2分)

(4) 急腹症。(2分)

(5) 急性心包炎。(2分)

2. 该患者最可能的胸痛原因是什么?(4分)

急性心肌梗死。

3. 针对该患者的查体需要重点注意哪些体征?(24分)

(1) 生命体征:T 36.8 ℃(1分),P 100次/分(1分),R 22次/分(1分),BP 140/90 mm Hg(1分)。

(2) 一般情况:神志清楚、精神萎靡。(1分)

(3) 体位:高枕卧位。(1分)

(4) 皮肤黏膜:无紫绀或苍白表现。(1分)

(5) 颈静脉:无怒张。(2分)

(6) 肺部查体:双肺底可闻及少许湿啰音。(1分)

(7) 心脏查体:

① 视诊:心尖搏动。(1分)

② 触诊:心尖搏动及心前区搏动、震颤。(2分)

③ 叩诊:心界大小。(2分)

④ 听诊:心率、心律、心音、额外心音、杂音、心包摩擦音。(6分)

(8) 腹部触诊:腹软,肝脾不大。(1分)

(9) 双下肢:无浮肿。(2分)

4. 为明确诊断,下一步需要安排哪些检查项目?(13分)

(1) 血常规:WBC 6.34×10^9/L,N% 72.6%,PLT 278×10^9/L。(1分)

(2) 生化:ALT 40 IU/L,SCr 90 μmol/L,K 3.88 mmol/L,Glu 6.09 mmol/L。(1分)

(3) 心肌酶学:CK-MB 44 IU/L、CK 359 IU/L(1分),cTnI 8.73 μg/L(2分),MYO 130 μg/L(1分);NT-proBNP:5600 pg/mL(2分)。

(4) 床旁胸片:未见异常(2分)。

(5) ECG 如图 2.1 所示。(共3分,答"18导联心电图"得3分,答"12导联心电图"得2分)

5. 针对该急性心肌梗死患者需要采取的治疗措施有哪些?(23分)

(1) 一般处理:休息、心电血压监护、吸氧、建立静脉通道、下病危通知单。(5分)

(2) 解除疼痛及其药物(吗啡、硝酸酯类药物、β受体阻滞剂)。(3分)

(3) 双重抗血小板治疗(拜阿司匹林0.3 mg嚼服,氯吡格雷300 mg或替格瑞洛180 mg嚼服)。(3分)

(4) 抗凝治疗(低分子肝素皮下注射)。(3分)

(5) 再灌注心肌治疗(急诊冠脉动脉造影术＋经皮冠状动脉治疗)。(3分)

(6) 保证有效灌注下使用 ACEI/ARB。(2分)

(7) 调脂治疗。(2分)

(8) 并发症处理,该患者存在心力衰竭,可予以利尿对症处理。(2分)

6. 术后患者反复出现心悸黑矇,最可能的原因是什么?(4分)

出现恶性心律失常,如室速。

7. 心电监护提示反复出现短阵室速(BP 120/80 mmHg),如何处理?(6分)

(1) 复查电解质。(2分)

(2) 复查 ECG。(2分)

(3) 抗心律失常药物应用。(2分)

患者血压突然下降至80/60 mmHg,并出现胸骨左缘3～4肋间可闻及4/6级收缩期杂音。

8. 此时需要考虑什么情况? 还可能发现哪些阳性体征? 如何明确诊断?(6分)

(1) 考虑出现室间隔穿孔。(2分)

(2) 其他阳性体征:胸骨左缘3～4肋间可触及震颤。(2分)

(3) 确诊方法:心脏彩超。(2分)

三、评分表

项　　目		分值	得分
1. 针对该患者的胸痛症状需要考虑的疾病(10分)	(1) 心绞痛/急性心肌梗死	2	
	(2) 主动脉夹层	2	
	(3) 急性肺动脉栓塞	2	
	(4) 急腹症	2	
	(5) 急性心包炎	2	
2. 最可能的胸痛原因(4分)	急性心肌梗死	4	
3. 体格检查重点(24分)	(1) 生命体征：T(1分)，P(1分)，R(1分)，BP(1分)	4	
	(2) 神志清楚，精神萎靡	1	
	(3) 体位：高枕卧位	1	
	(4) 皮肤黏膜，无紫绀或苍白表现	1	
	(5) 颈静脉无怒张	2	
	(6) 肺部查体：双肺底可闻及少许湿啰音	1	
	(7) 心脏视诊：心尖搏动	1	
	(8) 心脏触诊：心尖搏动及心前区搏动、震颤	2	
	(9) 叩诊：心界	2	
	(10) 听诊：心率(1分)，心律(1分)，心音(低钝)(1分)，额外心音(1分)，杂音(各瓣膜区听诊)(1分)，心包摩擦音(1分)	6	
	(11) 腹部触诊：腹平软，肝脾不大	1	
	(12) 双下肢：无浮肿	2	
4. 安排的辅助检查(13分)	(1) 血常规(1分)，生化(1分)	2	
	(2) 心电图(回答"18导联心电图"得3分，"12导联心电图"得2分)	3	
	(3) 心肌酶学(1分)+cTnI(2分)+MYO(1分)	4	
	(4) BNP 或 NT-proBNP	2	
	(5) 床旁胸片	2	
5. 针对急性心肌梗死患者需要采取的治疗措施(23分)	(1) 一般处理：休息(1分)，心电血压监护(1分)，吸氧(1分)，建立静脉通道(1分)，下病危通知(1分)	5	
	(2) 解除疼痛及其药物(吗啡、硝酸酯类药物、β受体阻滞剂)	3	
	(3) 双重抗血小板治疗	3	
	(4) 抗凝治疗	3	
	(5) 调脂治疗	2	
	(6) 再灌注心肌治疗	3	
	(7) ACEI/ARB	2	
	(8) 并发症处理：该患者存在心力衰竭，可予以利尿剂对症处理	2	

项　　目		分值	得分
6. 术后患者反复出现心悸、黑矇,最可能的原因(4分)	出现恶性心律失常,如室速	4	
7. 处理措施(6分)	(1) 复查电解质	2	
	(2) 复查心电图	2	
	(3) 抗心律失常药物	2	
8. 需要考虑的情况,还可能发现的阳性体征以及如何明确(6分)	(1) 考虑出现室间隔穿孔	2	
	(2) 其他阳性体征:胸骨左缘 3～4 肋间可触及震颤	2	
	(3) 确诊方法心脏彩超	2	
表达简单、明了		5	
临床思维清晰		5	
总　　分		100	

考官签名:　　　　　　　　　　　　　　　　日期:　　　年　　月　　日

模　拟　题　2

一、考生版

考生版 1/5

患者男,72 岁,因"咳嗽 3 天,心悸伴呼吸困难 3 小时"急诊就诊。3 天前受凉后出现咳嗽,伴有少量黄痰,无发热,自服头孢拉定无改善。3 小时前突发心悸,呼吸困难伴粉红色泡沫痰,端坐位呼吸病情未有改善,到急诊就诊。自发病以来,精神萎靡不振,纳差、少尿。既往高血压病 25 年,平时服用氨氯地平 5 mg(每天一次)及倍他乐克缓释片 47.5 mg(每天一次),血压控制欠佳(具体不详)。否认糖尿病、冠心病、慢性支气管炎等病史。平素一般情况尚可,无明显胸痛发作,无黑矇、晕厥。吸烟 5 年,5 支/日,已戒烟 3 个月,无饮酒。

1. 请说出该患者此次呼吸困难的可能原因。(至少 3 种)
2. 其中最可能的原因是什么?

考生版 2/5

3. 该患者促发心衰的诱因是什么?
4. 对该患者进行体格检查时,你需要特别关注的情况有哪些?

查体：T 37.5 ℃，P 130 次/分，R 38 次/分，BP 182/96 mmHg，端坐位，呼吸急促，神志清楚，精神萎靡，口唇发绀，颈静脉充盈，双肺可闻及大量湿性啰音及哮鸣音，心界大小正常，心率 142 次/分，心律绝对不齐，腹平软，肝、脾肋下未触及全腹无压痛及反跳痛，四肢肌力正常，双下肢轻度凹陷性水肿。

5. 为明确诊断并评估病情，你计划安排的辅助检查有哪些？

患者检查结果回报：

(1) 血常规：WBC 13.53×10⁹/L，RBC 4.26×10¹²/L，N％ 88％，Hb 130 g/L，Plt 185×10⁹/L。

(2) CRP 76 mg/L，降钙素原(PCT) 1.1 ng/mL。

(3) 生化：ALT 38 U/L，AST 25 U/L，ALB 45 g/L，BUN 5.5 mmol/L，SCr 76 μmol/L，CK 302 U/L，CK-MB 16 U/L，cTnI 0.09 mg/mL，MYO 79 mg/mL，K 3.92 mmol/L，Na 135 mmol/L，Cl 96 mmol/L，Glu 9.8 mmol/L。

(4) NT-proBNP：10822 pg/mL。

(5) DIC 全套：凝血酶原时间 12 秒，国际标准化比率 0.88，纤维蛋白原 2.43 g/L，D-二聚体 0.8 μg/mL，活化部分凝血活酶时间 33.6 秒。

(6) 动脉血气分析：pH 7.35，PaCO₂ 28 mmHg，PaO₂ 50 mmHg，SaO₂ 82％，HCO₃⁻ 20 mmol/L，Lac 6.7 mmol/L。

(7) 痰培养＋药敏：阴性。

(8) ECG：心房颤动伴快速心室率。

(9) 床边胸片：心影大小正常，双肺门增大、模糊，双下肺可见斑片状影。

(10) 超声心动图：左房前后径 45 mm，左室舒张末内径 56 mm；LVEF 53％，估测肺动脉压力 50 mmHg，室间隔厚度 12 mm。

6. 作为接诊医生，需要做的处置是什么？

治疗半小时后，患者症状改善，血压维持在 130/70 mmHg 左右，心率在 110 次/分上下，指测血氧饱和度(SpO₂) 90％。数小时后，患者症状好转后，下床解大便，之后呼吸困难症状加重。查体：血压为 70/50 mmHg，全身湿冷，患者神志模糊；心电监护：心房扑动，心率 180 次/分，指测 SpO₂ 78％，停用扩管药后，血压仍然偏低，为 80/50 mmHg 左右。

7. 需立即进行哪些处置？（7 分）

二、考官版

患者，男，72 岁，因"咳嗽 3 天，心悸伴呼吸困难 3 小时"急诊就诊。3 天前受凉后出现咳嗽，伴有少量黄痰，无发热，自服头孢拉定无改善。3 小时前突发心悸，呼吸困难伴粉红色泡沫痰，端坐位呼吸病情未有改善，到急诊就诊。自发病以来，精神萎靡不振，纳差、少尿。既往高血压病 25 年，平时服用氨氯地平 5 mg（每天一次）及倍他乐克缓释片 47.5 mg（每天一次），血压控制欠佳（具体不详）。否认糖尿病、冠心病、慢性支气管炎等病史。平素一般情况尚可，无明显胸痛发作，无黑矇、晕厥。吸烟 5 年，5 支/日，已戒烟 3 个月，无饮酒。

1. 请说出该患者此次呼吸困难的可能原因。（8 分，答出 3 项及以上得 8 分，2 项得 5 分，1 项得 3 分）

急性冠状动脉综合征、急性心力衰竭、肺栓塞、肺炎。

2. 其中最可能的原因是什么？（3 分）

急性心力衰竭。

3. 该患者促发心衰的诱因是什么？（3 分，答对 1 项只得 2 分）

心房颤动及肺部感染。

4. 对该患者进行体格检查时，你需要特别关注的情况有哪些？（27 分）

（1）生命体征：T 37.5 ℃（1 分），P 130 次/分（1 分），R 38 次/分（1 分），BP 182/96 mmHg（1 分）。

（2）体位：端坐位呼吸。（2 分）

（3）神志清楚、精神萎靡。（1 分）

（4）皮肤黏膜、口唇：发绀。（1 分）

（5）颈静脉：充盈、无怒张。（2 分）

（6）肺部查体：外形无桶状胸（1 分），大量湿性啰音及哮鸣音（2 分）。

（7）心脏查体：视，心尖搏动（1 分）；触，心尖搏动及震颤（2 分），心界（2 分），心率（1 分），心律（1 分），心音（1 分），额外心音（1 分），杂音（1 分），心包摩擦音（1 分）。

（8）腹部查体：腹平软，肝脏不大。（1 分）

（9）双下肢：轻度凹陷性水肿。（2 分）

5. 为明确诊断并评估病情，你计划安排的辅助检查有哪些？（24 分）

（1）血常规：WBC 13.53×10^9/L，RBC 4.26×10^{12}/L，N% 88%，Hb 130 g/L，Plt 185×

$10^9/L$。(2分)

(2) CRP 76 mg/L(1分);PCT 1.1 ng/mL(1分)。

(3) 血生化:ALT 38 U/L,AST 25 U/L,ALB 45 g/L,BUN 5.5 mmol/L,SCr 76 μmol/L,K 3.92 mmol/L,Na 135 mmol/L,Cl 96 mmol/L,Glu 9.8 mmol/L。(2分)

(4) CK 302 U/L,CK-MB 16 U/L。(1分)

(5) cTnI 0.98 mg/mL,MYO 98 mg/mL。(2分)

(6) NT-proBNP:10822 pg/mL。(2分)

(7) DIC 全套:凝血酶原时间12秒,国际标准化比率0.88,纤维蛋白原2.43 g/L,D-二聚体0.8 μg/mL,活化部分凝血活酶时间33.6秒。(2分)

(8) 动脉血气分析:pH 7.35,$PaCO_2$ 28 mmHg,PaO_2 50 mmHg,SaO_2 82%,HCO_3^- 20 mmol/L,Lac 6.7 mmol/L。(2分)

(9) 痰培养+药敏:阴性。(2分)

(10) ECG:心房颤动伴快速心室率。(2分)

(11) 胸片:心影大小正常、双肺门增大、模糊,双下肺可见斑片状影。(3分)

(12) 超声心动图:左房前后径45 mm,左室舒张末内径56 mm;LVEF 53%,估测肺动脉压力50 mmHg,室间隔厚度12 mm。(2分)

6. 作为接诊医生,需要做的处置是什么?(18分)

(1) 吸氧,必要时呼吸机辅助通气。(2分)

(2) 心电监护。(2分)

(3) 记24小时出入量。(1分)

(4) 利尿:应用袢利尿剂。(2分)

(5) 扩血管:硝普纳或硝酸甘油。(3分)

(6) 控制心室率:胺碘酮或西地兰静脉应用。(3分)

(7) 抗凝治疗:低分子肝素。(1分)

(8) 抗感染治疗。(3分)

(9) 维持水电解质平衡。(1分)

治疗半小时后,患者症状改善,血压维持在130/70 mmHg左右,心率在110次/分上下,指测 SpO_2 90%。数小时后,患者症状好转后,下床解大便,之后呼吸困难症状加重,查体:血压70/50 mmHg,全身湿冷,患者神志模糊;心电监护:心房扑动,心率180次/分,指测 SpO_2 78%,停用扩管药后,血压仍然偏低,在80/50 mmHg左右。

7. 需立即进行哪些处置?(7分)

(1) 立即电复律。(3分)

(2) 升压药静脉维持:去甲肾或多巴胺。(2分)

（3）无创通气。（2分）

三、评分表

考号：   姓名：

项　　目		分值	得分
1. 呼吸困难的原因（8分，答出1项得3分，2项得5分，3项得8分）	急性冠状动脉综合征、急性心力衰竭、肺栓塞、肺炎	8	
2. 最可能的原因（3分）	急性心力衰竭	3	
3. 心衰的诱因（3分，答对1项得2分，2项都对得3分）	心房颤动及肺部感染	3	
4. 体格检查重点（27分）	(1) 生命体征：T（1分），P（1分），R（1分），BP（1分）	4	
	(2) 体位：端坐位	2	
	(3) 神志：清楚，精神萎靡	1	
	(4) 皮肤黏膜、口唇：发绀	1	
	(5) 颈静脉：充盈，无怒张	2	
	(6) 肺部查体：外形无桶状胸（1分）、听诊闻及大量湿性啰音及哮鸣音（2分）	3	
	(7) 心脏视诊：心尖搏动	1	
	(8) 心脏触诊：心尖搏动和心前区搏动、震颤	2	
	(9) 心脏叩诊：心界大小	2	
	(10) 心脏听诊：心率（1分）、心律（1分）、心音（1分）、额外心音（1分）、心脏杂音（1分）、心包摩擦音（1分）	6	
	(11) 腹部查体：腹平软，肝脏不大	1	
	(12) 双下肢：轻度凹陷性水肿	2	
5. 安排的辅助检查（24分）	(1) 血常规	2	
	(2) hs-CRP/CRP（1分），PCT（1分）	2	
	(3) 生化	2	
	(4) cTnI（1分），MYO（1分），心肌酶（1分）	3	
	(5) NT-proBNP	2	
	(6) DIC全套	2	

项　目	分值	得分
(7) 动脉血气分析	2	
(8) 痰培养＋药敏	2	
(9) 心电图	2	
(10) 床边胸片	3	
(11) 超声心动图	2	
6. 针对该患者需要采取的治疗措施(18分)　(1) 吸氧,必要时呼吸机辅助通气	2	
(2) 心电监护	2	
(3) 记24小时出入量	1	
(4) 利尿:应用袢利尿剂	2	
(5) 扩血管:硝普纳或硝酸甘油	3	
(6) 控制心室率:胺碘酮或西地兰静脉应用	3	
(7) 抗凝治疗:低分子肝素	1	
(8) 抗感染治疗	3	
(9) 维持水电解质平衡	1	
7. 目前该患者需要紧急进行的处置(7分)　(1) 立即电复律	3	
(2) 升压药静脉维持:去甲肾或多巴胺	2	
(3) 无创通气	2	
表达简单、明了	5	
临床思维清晰	5	
总　分	100	

考官签名:　　　　　　　　　　　　　　　　　　日期:　　年　　月　　日

模 拟 题 3

一、考生版

考生版 1/4

患者,男,71岁,主因"反复头晕1年,2小时前突发短暂意识丧失1次"以急诊就诊。患者1年前开始无明显诱因下出现头晕症状,无明显黑矇、晕厥,无头痛、恶心、呕吐,无胸痛及放射痛,无出汗、发热,休息可缓解,后就诊于外院,心电图检查未见明显异常,诊断为颈椎病,日常体力活动不受限,未进一步就诊,2小时前服用晚餐时突发意识丧失,摔倒在地,伴有颜面部摔伤、大小便失禁,发作前患者无明显腹痛、心悸、胸闷、胸痛、发热咳痰等症状,1

分钟后患者恢复意识,但持续心悸、胸闷不适,无明显呼吸困难,急诊就诊。自发病以来,患者精神差,无恶心、呕吐等。既往史:颈椎病史 1 年,既往高血压病史 10 年,长期口服氨氯地平 5 mg(每天一次)、琥珀酸美托洛尔缓释片 47.5 mg(每天一次),慢性支气管炎等病史。无风湿性疾病史,否认结核、乙肝等传染病史,吸烟史 40 年,20 支/天,无饮酒史。

1. 请说出该患者此次意识丧失的可能原因。

2. 入院心电图如图 2.2 所示,请描述该心电图?

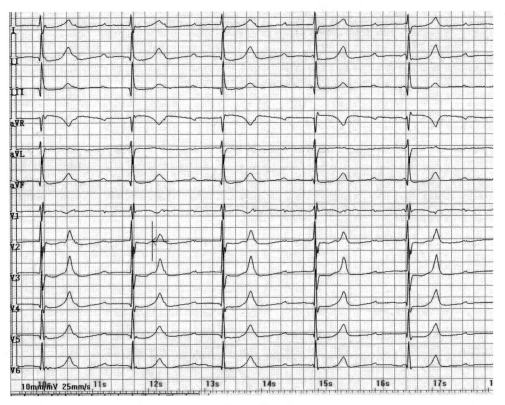

图 2.2 心电图二

3. 对该患者进行体格检查时,你需要特别关注的情况有哪些?

查体:T 37.0 ℃,P 38 次/分,R 23 次/分,BP 142/90 mmHg,平卧位,神志清楚,精神萎靡,颈静脉充盈,双肺呼吸音粗,心界大小正常,心率 38 次/分,律齐,二尖瓣听诊区可闻及Ⅱ/6 收缩期杂音,可闻及大炮音,腹平软,肝、脾肋下未触及,全腹无压痛及反跳痛,四肢肌力正常,病理征阴性,双下肢无明显凹陷性水肿。

心电图示:窦性心律、交界区逸搏、Ⅲ度房室传导阻滞。

4. Ⅲ度房室传导阻滞与左室流出道梗阻、血管迷走神经性晕厥疾病发作特点有何不同（从易发人群、发病症状等角度阐述）？

5. 该患者发生Ⅲ度房室传导阻滞的原因可能有哪些？

6. 为进一步评估病情，还需要完善哪些检查？

7. 对于患者目前的情况，下一步治疗方案有哪些？

入急诊后予以卧床、心电监护、完善血常规、生化、凝血象、肌钙蛋白等检查，提示血钾3.3 mmol/L、镁0.7 mmol/L，上述其他指标正常范围，急诊头颅CT未见明显异常，给予积极补充电解质治疗，同时给予小剂量异丙肾提高心室率治疗，患者再发意识丧失，心电监护提示如图2.3所示。

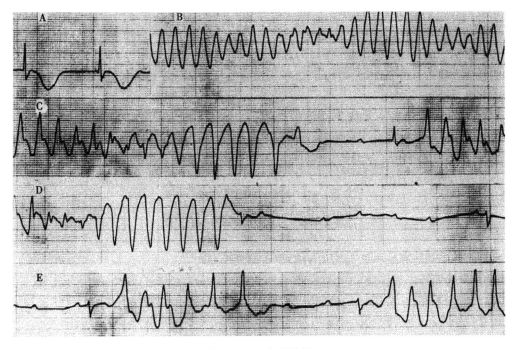

图2.3 心电监护图

8. 患者心电监护提示了什么？

9. 需要立即的处置有哪些？

二、考官版

患者，男，71岁，主因"反复头晕1年，2小时前突发短暂意识丧失1次"急诊就诊。患者1年前开始无明显诱因下出现头晕症状，无明显黑矇、晕厥，无头痛、恶心、呕吐，无胸痛及放射痛，无出汗、发热，休息可缓解，后就诊于外院，心电图检查未见明显异常，诊断为颈椎病，日常体力活动不受限，未进一步就诊，2小时前服用晚餐时突发意识丧失，摔倒在地，伴有颜面部摔伤、大小便失禁,发作前患者无明显腹痛、心悸、胸闷、胸痛、发热咳痰等症状,1分钟后患者恢复意识,但持续心悸、胸闷不适,无明显呼吸困难,急诊就诊。自发病以来,患者精神差,无恶心、呕吐等。既往史:颈椎病史1年,既往高血压病史10年,长期口服氨氯地平5 mg每天1次、琥珀酸美托洛尔缓释片47.5 mg(每天一次),慢性支气管炎等病史。无慢性风湿性疾病史,否认结核、乙肝等传染病史,吸烟史40年,20支/天,无饮酒史。

1. 请说出该患者此次意识丧失的可能原因。(12分)

(1) 心律失常,如心脏停搏、室速、室颤。(3分)

(2) 脑源性疾病,如脑出血、癫痫发作等。(3分)

(3) 结构性心脏病,如主动脉瓣狭窄、左室流出道梗阻。(3分)

(4) 血管迷走性晕厥。(3分)

2. 入院心电图如图2.2所示,请正确描述该心电图?(6分)

(1) 窦性心律。(2分)

(2) 交界区逸搏。(2分)

(3) Ⅲ度房室传导阻滞(2分)。

3. 对该患者进行体格检查时,你需要特别关注的情况有哪些?(21分)

(1) 生命体征:T 37.0 ℃(1分),P 38 次/分(1分),R 23 次/分(1分),BP 142/90 mmHg。(1分)

(2) 体位:平卧位。(1分)

(3) 神志清楚。(1分)

(4) 颈静脉无怒张。(1分)

(5) 双肺呼吸音粗,未闻及干湿啰音。(2分)

(6) 心脏查体:心界(1分)、心率(1分)、心律(1分)、第一心音强度变化,可闻及大炮音(2分)、杂音(1分)。

(7) 腹部查体:触诊腹平软,肝脏不大。(2分)

(8) 双下肢:轻度凹陷性水肿。(2分)

(9) 神经系统检查阴性。(2分)

4. Ⅲ度房室传导阻滞与左室流出道梗阻、血管迷走性晕厥的发作特点有何不同(从好发人群、发病症状等角度)?(6分)

(1) Ⅲ度房室传导阻滞:多见于老年人,发作前无明显诱因,可有心悸不适,缓解后仍有心悸症状。(2分)

(2) 左室流出道梗阻:可见于中青年患者,亦可见于老年人,多发作于剧烈活动时,可有明显胸痛症状。(2分)

（3）血管迷走神经性晕厥：年轻女性较多，发作前有明显前驱症状及诱因，可见于腹痛等，发作后伴有出汗及面色苍白，心率、血压下降。（2分）

5. 该患者发生Ⅲ度房室传导阻滞的原因可能有哪些？（6分）

（1）药物原因，长期口服琥珀酸美托洛尔缓释片。（2分）

（2）冠脉缺血可能。（2分）

（3）房室结功能退化。（2分）

6. 为进一步评估病情，还需要完善哪些检查？（15分）

（1）血常规。（1分）

（2）生化。（2分）

（3）心肌酶（1分），cTnI（1分），MYO（1分），NT-proBNP（1分）。

（4）头颅 CT。（2分）

（5）心脏彩超。（2分）

（6）脑电图。（2分）

（7）动态心电图。（2分）

7. 针对患者目前的情况，下一步治疗方案有哪些？（10分）

（1）卧床、制动。（2分）

（2）持续心电血压监护。（2分）

（3）完善电解质检查，在维持电解质稳定下小剂量异丙肾维持。（2分）

（4）植入临时起搏器。（2分）

（5）排除药物及其他因素后，尽快植入永久起搏器。（2分）

入急诊后完善血常规、生化、凝血象、心肌酶、cTnI、MYO、NT-proBNP 等检查，提示 3.3 mmol/L、0.7 mmol/L，余未见明显异常，给予积极补充电解质治疗，同时给予小剂量异丙肾提高心室率治疗，后患者再发意识丧失，心电监护提示如图 2.3 所示。

8. 患者心电监护提示什么？（4分）
尖端扭转型室性心动过速。

9. 需要立即处置的有哪些？（10分）

（1）心肺复苏。（2分）

（2）立即电除颤，恢复自主心律。（2分）

（3）立即给予临时起搏器植入，后期植入双腔 ICD。（2分）

（4）临时起搏器保护下给予抗心律失常药物。（2分）

（5）加强补充血钾、血镁。（2分）

三、评分表

考号：　　　　　　　　　　　　　姓名：

	项　　目	分值	得分
1. 该患者此次意识丧失的可能原因(12分)	（1）心律失常，如心脏停搏、室速、室颤	3	
	（2）结构性心脏病，如主动脉瓣狭窄、左室流出道梗阻	3	
	（3）脑源性疾病，如脑出血、癫痫发作等	3	
	（4）血管迷走性晕厥	3	
2. 正确描述该心电图(6分)	（1）窦性心律	2	
	（2）交界区逸搏	2	
	（3）Ⅲ度房室传导阻滞	2	
3. 体格检查重点(21分)	（1）生命体征：T(1分)，P(1分)，R(1分)，BP(1分)	4	
	（2）神志清楚	1	
	（3）体位	1	
	（4）颈静脉无怒张	1	
	（5）双肺听诊	2	
	（6）心脏：心界不大(1分)、心率(1分)、律齐(1分)、杂音(1分)、第一心音强度变化，可闻及大炮音(2分)	6	
	（7）腹软，肝脾不大	2	
	（8）神经系统检查阴性	2	
	（9）双下肢不肿	2	
4. Ⅲ度房室传导阻滞与左室流出道梗阻及血管迷走神经性晕厥疾病发作特点有何不同？（从好发人群、发病症状等角度）(6分)	（1）Ⅲ度房室传导阻滞：多见于老年人(1分)，发作前无明显诱因，可有心悸不适，缓解后仍有心悸症状(1分)	2	
	（2）左室流出道梗阻：可见于中青年患者，亦可见于老年人(1分)多发作于剧烈活动时，可有明显胸痛症状(1分)	2	
	（3）血管迷走神经性晕厥：年轻女性较多(1分)，发作前有明显前驱症状及诱因，可见于腹痛等，发作后伴有出汗及面色苍白，心率血压下降(1分)	2	
5. 该患者发生Ⅲ度房室传导阻滞的原因(6分)	（1）药物原因，长期口服琥珀酸美托洛尔缓释片	2	
	（2）冠脉缺血可能	2	
	（3）房室结功能退化	2	
6. 安排的辅助检查(15分)	（1）血常规	1	
	（2）生化	2	
	（3）心肌酶(1分)，cTnI(1分)，MYO(1分)，NT-proBNP(1分)	4	
	（4）头颅CT(2分)，心脏彩超(2分)，脑电图(2分)，动态心电图(2分)	8	

项　　目		分值	得分
7. 针对患者目前的情况,下一步的治疗方案(10分)	(1) 卧床、制动	2	
	(2) 持续心电血压监护	2	
	(3) 完善电解质检查,在维持电解质稳定下小剂量异丙肾维持	2	
	(4) 植入临时起搏器	2	
	(5) 排除药物及其他因素后,尽快植入永久起搏器	2	
8. 患者心电监护提示(4分)	尖端扭转型室性心动过速	4	
9. 需要立即的处置(10分)	(1) 心肺复苏	2	
	(2) 立即电除颤,恢复自主心律	2	
	(3) 立即给予临时起搏器植入,后期植入双腔 ICD	2	
	(4) 临时起搏器保护下给予抗心律失常药物	2	
	(5) 加强补充血钾、血镁	2	
表达简单、明了		5	
临床思维清晰		5	
总　　分		100	

考官签名:　　　　　　　　　　　　　　　　日期:　　　年　　月　　日

模　拟　题　4

一、考生版

考生版 1/3

　　患者,女,40 岁,主因"阵发性心悸 10 年,再发 2 小时"急诊就诊。患者 10 年前开始无明显诱因下出现心悸不适,呈阵发性发作,突发突止,自觉心跳明显加快,初始每次持续时间数分钟左右,每年发作 1～2 次,不伴有明显黑矇、晕厥、胸闷、胸痛等,未予在意,亦未就诊。此后心悸症状仍有间断发作,较前发作频繁,每年 4～5 次,持续时间增加至每次 10 余分钟至数十分钟,本次于 2 小时前突发心悸不适,运动手环提示心率达 160 次/分,持续不能缓解,遂就诊我院。病程中无发热、咳嗽咳痰、腹痛腹泻等其他不适症状,大小便正常,饮食睡眠正常,体重无减轻。既往史:无高血压、糖尿病史,无手术外伤史,否认结核、乙肝等传染病史,无吸烟史,无饮酒史,无过敏史。

　　1. 请说出该患者此次心悸发作的可能原因(至少 3 种)。

2. 患者目前的诊断应首先考虑哪些原因？

3. 对该患者进行体格检查时，你需要特别关注的情况有哪些？

查体：T 36.2℃，P 160 次/分，R 20 次/分，BP 146/92 mmHg，平卧位，神志清楚，精神可，颈静脉无怒张，双肺呼吸音清，无明显干湿性啰音，心界大小正常，心率 160 次/分，律齐，无病理性杂音，腹平软，肝、脾肋下未触及，全腹无压痛及反跳痛，四肢肌力正常，双下肢无明显凹陷性水肿。

4. 为明确心动过速类型，需进行哪些检查？

5. 从你回答的可能出现心动过速的疾病中选择三种，分析其疾病发作特点有何不同？（从易发人群、发病症状等角度）

入急诊后完善心电图、血常规、生化、凝血象、心肌酶等检查，未见明显异常。既往体检心电图如图 2.4 所示，入院急诊心电图如图 2.5 所示。

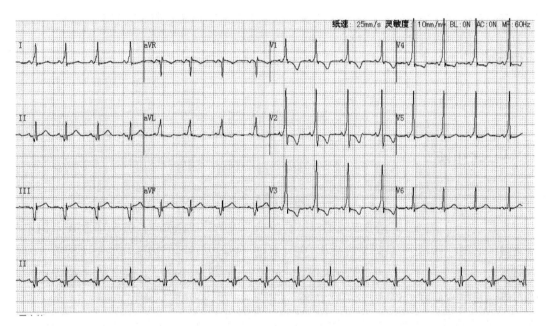

图 2.4　既往体检心电图

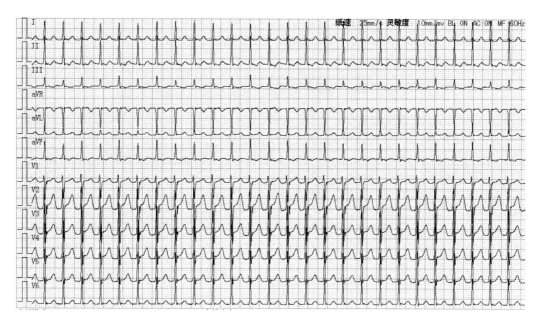

图 2.5　入院急诊心电图

6. 根据上述心电图,你应该做出何种判断?

7. 终止该患者心动过速发作可选方法有哪些?

8. 如准备使用药物治疗,可选哪些药物?

9. 如果该患者发作房颤,以下哪个药物不能使用:① β 受体阻滞剂;② 西地兰;③ 胺碘酮;④ 普罗帕酮。

二、考官版

患者,女,40 岁,主因"阵发性心悸 10 年,再发 2 小时"急诊就诊。患者 10 年前开始无明显诱因下出现心悸不适,呈阵发性发作,突发突止,自觉心跳明显加快,初始每次持续时间数分钟左右,每年发作 1～2 次,不伴有明显黑矇、晕厥、胸闷、胸痛等,未予在意,亦未就诊。此后心悸症状仍有间断发作,较前发作频繁,每年 4～5 次,持续时间增加至每次 10 余分钟至数十分钟,本次于 2 小时前突发心悸不适,运动手环提示心率达 160 次/分,持续不能缓解,遂就诊我院。病程中无发热、咳嗽咳痰、腹痛腹泻等,大小便正常,饮食睡眠正常,体重无减轻。既往史:无高血压、糖尿病史,无手术外伤史,否认结核、乙肝等传染病史,无吸烟史,无饮酒史。

1. 请说出该患者此次心悸发作的可能原因。(12 分)

(1) 阵发性室上性心动过速。(3 分)

(2) 房颤、房扑、房速等房性心律失常。(3 分)

(3) 室性心动过速。(3 分)

(4) 窦性心动过速。(3 分)

2. 患者目前的诊断应首先考虑哪种原因？（5分）

阵发性室上性心动过速。

3. 对该患者进行体格检查时，你需要特别关注的情况有哪些？（20分）

血压是否稳定，是否有休克表现（神志淡漠，皮肤湿冷，出汗等）；心率是否增快，心律是否整齐，脉搏有无短绌，有无心脏杂音；颈静脉怒张，肺部啰音，肝脏增大，下肢浮肿等心衰表现。

(1) 生命体征：T 36.2 ℃(1分)，P 160 次/分(1分)，R 20 次/分(1分)，BP 146/92 mmHg(1分)。

(2) 神志清楚，无表情淡漠。（2分）

(3) 无皮肤湿冷。（2分）

(4) 颈静脉无怒张。（2分）

(5) 双肺呼吸音粗，未闻及干湿啰音。（2分）

(6) 心脏查体：心率(1分)、心律(1分)、杂音(1分)、脉搏短绌(1分)。

(7) 腹部查体：触诊腹平软，肝脏不大。（2分）

(8) 双下肢水肿：双下肢无水肿。（2分）

4. 为明确诊断患者心动过速类型，需进行哪些检查？（6分）

(1) 心电图。（2分）

(2) 食道调搏。（2分）

(3) 电生理检查。（2分）

5. 从你回答的可能出现心动过速疾病，选择三种分析其疾病发作特点有何不同（从易发人群、发病症状等角度）？（9分）

(1) 阵发性室上性心动过速：多见于中青年(1分)，症状突发突止(1分)，有多次发作病史，作时心率增快且规整(1分)，频率为150～180 次/分，一般不引起晕厥等严重并发症。

(2) 房颤或房扑：多见于有心脏基础疾病的患者，中老年多见(1分)；发作时心率绝对不齐(1分)；心音强弱不等，脉搏短绌(1分)；严重时会引起栓塞并发症。

(3) 室速：多见于有心脏基础疾病的患者(1分)；心悸发作时症状明显，往往伴有血压下降，出冷汗等休克表现(1分)以及黑朦晕厥(1分)等严重并发症，甚至引起猝死，多需要使用药物或电复律处理，心率规整。

6. 入急诊后进行血常规、生化、凝血象、心肌酶等检查，未见明显异常。根据患者既往心电图(图2.4)及入院心电图(图2.5)，你应该做出何种判断？（10分）

(1) 阵发性室上性心动过速。（5分）

(2) 预激综合征。（5分）

7. 终止该患者心动过速发作可选方法有哪些？（12 分）

（1）迷走神经刺激法（Valsalva 动作）。（3 分）

（2）药物或电复律。（3 分）

（3）食道调搏。（3 分）

（4）射频消融术。（3 分）

8. 如准备使用药物治疗,可选哪些药物？（12 分）

（1）腺苷。（2 分）

（2）维拉帕米。（2 分）

（3）普罗帕酮。（2 分）

（4）胺碘酮。（2 分）

（5）地尔硫卓。（2 分）

（6）β 受体阻滞剂。（2 分）

9. 如果该患者发作房颤,以下哪个药物不能使用:① β 受体阻滞剂;② 西地兰;③ 胺碘酮;④ 普罗帕酮。（4 分）

西地兰。

三、评分表

考号：　　　　　　　　　　　　姓名：

项　　目		分值	得分
1. 可能引起心悸发作的原因（12 分）	（1）阵发性室上性心动过速	3	
	（2）房扑、房颤、房速等房性心律失常	3	
	（3）室性心动过速	3	
	（4）窦性心动过速	3	
2. 目前的诊断应首先考虑的原因（5 分）	阵发性室上性心动过速	5	
3. 体格检查重点（20 分）	（1）生命体征：T（1 分）,P（1 分）,R（1 分）,BP（1 分）	4	
	（2）神志清楚,表情自如	2	
	（3）无皮肤黏膜湿冷	2	
	（4）颈静脉无怒张	2	
	（5）肺部听诊：双肺呼吸音粗,无干湿啰音	2	
	（6）心率（1 分）,心律（1 分）,杂音（1 分）,脉搏短绌（1 分）	4	
	（7）腹部：腹软,无肝脾肿大	2	
	（8）双下肢无浮肿	2	

项　　目		分值	得分
4. 明确诊断的辅助检查(6分)	(1) 心电图	2	
	(2) 食道调搏	2	
	(3) 电生理检查	2	
5. 鉴别诊断(9分)	(1) 室上速:中青年(1分),突发突止(1分),心率规整(1分)	3	
	(2) 房颤:中老年(1分),第一心音强弱不等(1分),心律绝对不齐(1分)	3	
	(3) 室速:器质性心脏病(1分),血压下降、休克(1分),黑矇晕厥(1分)	3	
6. 心电图诊断(10分)	(1) 阵发性室上性心动过速	5	
	(2) 预激综合征	5	
7. 终止发作的方法(12分)	(1) 迷走神经刺激或 Valsalva 动作	3	
	(2) 药物复律	3	
	(3) 食道调搏	3	
	(4) 电复律或射频消融术	3	
8. 可选药物(12分)	(1) 腺苷	2	
	(2) 维拉帕米	2	
	(3) 普罗帕酮	2	
	(4) 胺碘酮	2	
	(5) 地尔硫卓	2	
	(6) β受体阻滞剂(回答倍他乐克或美托洛尔也可)	2	
9. 何种药物不能使用(4分)	西地兰	4	
表达简洁、明了		5	
临床思维清晰		5	
总　　分		100	

考官签名:　　　　　　　　　　　　　　　　　日期:　　　年　　月　　日

第三节 呼吸系统模拟题

一、考生版

考生版 1/5

患者,男,40 岁,因"发作性呼吸困难 20 余年,再发 3 天"就诊。患者 20 年前开始出现发作性呼吸困难,闻及刺激性气味及受凉症状后明显,伴咳嗽、气喘,阵发性,夜间明显,无发热、胸痛及咯血,口服氨茶碱可以改善,但患者一直未接受正规治疗。3 天前患者感冒后再次出现呼吸困难症状,并且出现气喘,自服"三九感冒灵"后症状无明显改善,咳嗽及气喘症状进一步加重,急诊就诊。既往有过敏性鼻炎病史,有吸烟史,10 支/天,少量饮酒史,无其他心肺基础病,无饮酒史。母亲有气管炎病史。

1. 请说出该患者此次呼吸困难的可能原因(至少 3 种)。
2. 其中最可能的原因是什么?

考生版 2/5

3. 该患者此次急性发作的主要原因可能是什么?
4. 对该患者进行询问病史时,需要注意哪些事项可协助诊断及鉴别?

考生版 3/5

查体:BP 116/88 mmHg,神清,呼吸急促,满头大汗,言语欠流利,球结膜无水肿,口唇无紫绀,颈软,气管居中,颈静脉无怒张,两肺呼吸音粗,双肺可闻广泛呼气相哮鸣音,心率 95 次/分,律齐,各瓣膜听诊区未闻及明显杂音,腹平软,肝脾肋下未触及,双下肢无水肿。

5. 为进一步明确诊断并评估病情,需要进一步完善哪些检查?

考生版 4/5

患者检验检查回报:

(1) 血常规:WBC 11.83×10^9/L,E% 20%,RBC 5.66×10^{12}/L,Hb 130 g/L,PLT 152×10^9/L。

（2）生化：ALT 29 IU/L，AST 33 IU/L，ALB 38.4 g/L，SCr 88 μmol/L，BUN 3.45 mmol/L，K 3.97 mmol/L，Na 138 mmol/L，Cl 99 mmol/L，Glu 6.0 mmol/L。

（3）NT-proBNP：389 pg/mL。

（4）DIC 全套：D-二聚体 0.39 μg/mL。

（5）心电图：窦性心律。

（6）胸部 CT 未见明显异常。

（7）心脏彩超正常。

（8）双下肢深静脉彩超：未见明显血栓形成。

（9）血气分析：pH 7.40，PCO_2 26 mmHg，PO_2 50 mmHg，SaO_2 88%，Lac 2.5 mmol/L。

（10）肺功能提示中度通气功能障碍，FEV_1% 60%，FEV_1/FVC% 57%，支气管舒张试验阳性。

6. 作为接诊医生，需要进行的主要处理措施有哪些？

患者入院后症状进行性加重，出现辅助呼吸肌参与呼吸，反应迟钝，两肺哮鸣音消失，血气分析 pH 7.20，PCO_2 76 mmHg，PO_2 55 mmHg，SaO_2 90%，Lac 5.5 mmol/L。

7. 下一步该如何治疗？

8. 该患者经治疗后临床症状改善，后续该如何维持治疗？

9. 该患者已经康复，计划出院，你给该患者的出院建议有哪些？

二、考官版

患者，男，40 岁，因"发作性呼吸困难 20 余年，再发 3 天"就诊。患者 20 年前开始出现发作性呼吸困难，闻及刺激性气味及受凉后症状明显，伴咳嗽、气喘，阵发性，夜间明显，无发热、胸痛及咯血，口服氨茶碱可以改善，但患者一直未接受正规治疗。3 天前患者感冒后再次出现呼吸困难症状，并且出现气喘，自服"三九感冒灵"后症状无明显改善，咳嗽及气喘症状进一步加重，急诊就诊。既往有过敏性鼻炎病史，有吸烟史，10 支/天，少量饮酒史，无其他心肺基础病，无饮酒史。母亲有气管炎病史。

1. 请说出该患者此次呼吸困难的可能原因。（8 分，答出 3 项得 8 分，2 项得 5 分，1 项得 3 分）

（1）支气管哮喘急性发作。

（2）慢性阻塞性肺疾病急性发作。

（3）急性左心功能不全。

（4）变应性支气管肺曲霉菌病。

（5）气管狭窄。

2. 其中最可能的原因是什么？（3分）

支气管哮喘急性发作。

3. 该患者此次加重的主要原因可能是什么？（2分）

感染。

4. 对该患者进行询问病史时，需要注意哪些事项可协助诊断及鉴别？（20分）

（1）注意询问诱发因素，如过敏原接触，花粉、尘螨、动物皮毛，服用阿司匹林等。（3分）

（2）家族史，父母兄弟姐妹有无哮喘病史。（3分）

（3）起病时间，幼时有无哮喘发作。（2分）

（4）发作时间，是否夜间或凌晨加重，有无季节性。（2分）

（5）发作时情况如何缓解，是否有哮鸣音，是否可自行缓解或使用支气管舒张剂后缓解、体位关系。（3分）

（6）缓解期一般情况，缓解后是否可正常生活，是否有渐进加重情况。（2分）

（7）夜间是否需高枕卧位。（2分）

（8）是否有下肢水肿，是否有夜间阵发性呼吸困难及咳粉红色泡沫。（2分）

（9）是否有反复咳嗽、咳脓痰、咯血病史等。（1分）

5. 为进一步明确诊断并评估病情，需要进一步完善哪些检查？（20分）

（1）血常规：WBC 11.83×10^9/L，E% 20%，RBC 5.66×10^{12}/L，Hb 130 g/L，PLT 152 $\times 10^9$/L。（1分）。

（2）生化：ALT 29 IU/L，AST 33 IU/L，ALB 38.4 g/L，SCr 88 μmol/L，BUN 3.45 mmol/L，K 3.97 mmol/L，Na 138 mmol/L，Cl 99 mmol/L，Glu 6.0 mmol/L。（1分）

（3）血 IgE：220 IU/mL。（1分）

（4）NT-proBNP：389 pg/mL。（1分）

（5）DIC 全套：D-二聚体 0.39 mg/L。（1分）

（6）心电图：窦性心律。（1分）

（7）胸部 CT：胸部 CT 未见明显异常。（3分）

（8）心脏彩超：基本正常超声心动图。（2分）

（9）双下肢深静脉彩超：双下肢静脉血流通畅。（1分）

（10）血气分析：pH 7.40，PCO_2 26 mmHg，PO_2 50 mmHg，SaO_2 88%，Lac 2.5 mmol/L。（3分）

（11）肺功能：中度阻塞性通气功能障碍，FEV_1% 60%，FEV_1/FVC% 57%。（3分）

（12）支气管舒张试验：阳性。（2分）

6. 作为接诊医生，需要进行的主要处理措施有哪些？（14分）

（1）立即予以吸氧。（3分）

（2）使用支气管舒张剂（β受体激动剂、胆碱能受体阻断剂），必要时肾上腺素肌肉注射。（5分）

（3）激素应用全身加吸入。（5分）

（4）氨茶碱。（1分）

患者入院后症状进行性加重，出现辅助呼吸肌参与呼吸，反应迟钝，两肺哮鸣音消失，血气分析 pH 7.20，PCO_2 76 mmHg，PO_2 55 mmHg，SaO_2 90%，Lac 5.5 mmol/L。

7. 下一步该如何治疗？（6分）

（1）已经出现Ⅱ型呼吸衰竭，建议开放气道，吸痰，防止痰堵，并可无创呼吸机辅助通气治疗。（3分）

（2）若患者配合不佳，1小时后复查血气分析，改善不佳或患者意识障碍加重，建议气管插管进行有创呼吸机辅助通气治疗。（3分）

8. 该患者经治疗后临床症状改善，后续该如何维持治疗？（8分）

（1）全身糖皮质激素逐渐减量。（3分）

（2）吸入糖皮质激素及支气管舒张剂。（3分）

（3）口服白三烯受体拮抗剂。（2分）

9. 该患者已经康复，计划出院，你给该患者的出院建议有哪些？（9分）

（1）筛查过敏源，避免接触致敏源。（2分）

（2）记录哮喘日记。（2分）

（3）规律使用吸入糖皮质激素（ICS）及支气管舒张剂复合剂（LABA），并予以使用方法指导。（2分）

（4）嘱其每月门诊复诊，勿擅自停药。（2分）

（5）哮喘急性发作自救宣教。（1分）

三、评分表

考号：　　　　　　　　　　　姓名：

项　　目		分值	得分
1. 呼吸困难原因（8分，答出3项8分，2项得5分，1项得3分）	（1）支气管哮喘急性发作 （2）慢性阻塞性肺疾病急性发作 （3）左心功能不全 （4）变态反应性支气管肺曲霉菌病 （5）气管狭窄	8	

项　　目		分值	得分
2. 最可能的原因(3分)	支气管哮喘发作	3	
3. 该患者此次加重的主要原因(2分)	感染	2	
4. 询问病史(20分)	(1) 询问诱发因素,如过敏原接触,花粉、尘螨、动物皮毛,服用阿司匹林	3	
	(2) 家族史,父母兄弟姐妹有无哮喘病史	3	
	(3) 起病时间,幼时有无哮喘发作	2	
	(4) 发作时间,是否夜间或凌晨加重,有无季节性	2	
	(5) 发作时情况如何缓解,是否有哮鸣音,是否可自行缓解或使用支气管舒张剂后缓解、体位关系	3	
	(6) 缓解期时一般情况,缓解后是否可正常生活,是否有渐进加重情况	2	
	(7) 夜间是否需高枕卧位	2	
	(8) 是否有下肢水肿,是否有夜间阵发性呼吸困难及咳粉红色泡沫	2	
	(9) 是否有反复咳嗽、咳脓痰病史等	1	
5. 安排的辅助检查(20分)	(1) 血常规	1	
	(2) 生化	1	
	(3) 血 IgE	1	
	(4) NT-proBNP	1	
	(5) DIC 全套	1	
	(6) 心电图	1	
	(7) 胸部 CT	3	
	(8) 心脏彩超	2	
	(9) 下肢静脉彩超	1	
	(10) 血气	3	
	(11) 肺功能	3	
	(12) 支气管舒张试验	2	
6. 主要的处理措施(14分)	(1) 立即予以吸氧	3	
	(2) 使用支气管舒张剂(β受体激动剂,胆碱能受体阻断剂)	5	
	(3) 激素应用全身加吸入	5	
	(4) 氨茶碱	1	

项　目		分值	得分
7. 病情加重如何治疗(6分)	(1) 如出现Ⅱ型呼吸衰竭,CO_2储留明显,意识障碍加重,建议吸痰,防止痰堵,可无创呼吸机辅助通气治疗	3	
	(2) 若患者配合不佳,1小时后复查血气分析,改善不佳或患者意识障碍加重,建议气管插管行有创呼吸机辅助通气治疗	3	
8. 症状改善后续该如何维持治疗(8分)	(1) 全身糖皮质激素逐渐减量	3	
	(2) 吸入糖皮质激素及支气管舒张剂	3	
	(3) 口服白三烯受体拮抗剂	2	
9. 康复后出院建议(9分)	(1) 筛查过敏源,避免接触致敏源,哮喘日记	4	
	(2) 规律吸入糖皮质激素及支气管舒张剂复合制剂,并予以使用方法指导	2	
	(3) 嘱其每月门诊复诊,勿擅自停药	2	
	(4) 哮喘急性发作自救	1	
表达简单、明了		5	
临床思维清晰		5	
总　分		100	

考官签名:　　　　　　　　　　　　　　　　日期:　　　年　　月　　日

模 拟 题 2

一、考生版

考生版 1/4

患者,男,50岁,农民。因"咳嗽、胸闷1月余"就诊。患者1月前无明显诱因下出现咳嗽,咳少许白黏痰,伴有活动后胸闷、气喘,休息后症状稍有减轻,夜间可以平卧。起病前曾有左侧胸痛不适,吸气时加重,后逐渐缓解,随后开始出现胸闷,无发热、盗汗、咯血、晕厥。病初就诊于当地医院,予以头孢类药物抗感染、化痰、平喘等对症治疗10余天,病情无好转。自发病以来精神食欲欠佳,大小便正常,体重减轻约3 kg。既往史:高血压病史10年,糖尿病病史4年,血压、血糖控制尚可;2年前体检胸部CT发现左上肺结节影(直径约2 cm),未进一步诊治。吸烟史30年,20支/天,未戒烟。

1. 请问患者此次胸闷的可能原因有哪些?

2. 其中最可能的原因是什么?

3. 针对该患者进行体格检查,你需要关注哪些体征?

考生版 2/4

查体:T 36.8 ℃,P 98 次/分,R 22 次/分,BP 130/78 mmHg,神志清楚,口唇无紫绀,气管居中,右锁骨上触及一枚肿大淋巴结,直径约 1.5 cm,质硬,活动度差,无压痛。左侧胸廓饱满,呼吸运动减弱,左侧语音震颤减弱,左侧肩胛下线第 8 肋以下叩诊浊音,左下肺呼吸音减低,右肺呼吸音清晰,未闻及胸膜摩擦音。心率 98 次/分,律齐,心音正常,腹软,无压痛,无杵状指,双下肢无水肿。

4. 该患者胸腔积液可能的病因有哪些?

5. 为进一步明确有无胸腔积液,进一步了解胸腔积液的性质,你准备安排哪些辅助检查?

考生版 3/4

患者检查结果回报:

(1) 胸片:左肺野可见大片状致密影,上缘位于第 3 前肋前段下缘处,呈外高内低的弧形影,左侧膈肌消失。

(2) 胸腔彩超定位:左侧第 6~11 后肋间可见液性暗区,深度 7 cm,右侧胸腔未见积液。

(3) 心脏彩超:未见明显异常。

(4) 血常规:WBC 10.83×10^9/L,N% 75%,RBC 4.66×10^{12}/L,Hb 122 g/L,PLT 88×10^9/L;血沉(ESR)、C 反应蛋白(CRP)正常。

(5) NT-proBNP:221 pg/mL。

(6) 生化:ALB 36 g/L,肝肾功能正常,Glu 8.2 mmol/L,乳酸脱氢酶(LDH) 196 U/L。

(7) 肺癌相关肿瘤指标:CEA 30 ng/mL,NSE、SCC 正常。

(8) 胸水常规:黄色浑浊,细胞计数 1000×10^6/L,多核细胞 10%,单核细胞 90%,李凡他试验(+);胸水 LDH 500 U/L;胸水白蛋白 20 g/L;胸水 CEA 980 ng/mL;胸水腺苷脱氨酶(ADA) 20 U/L;胸水脱落细胞学:查见异型细胞。

6. 患者左侧胸腔积液属于少量、中量还是大量? 你的判断依据是什么?

7. 患者胸水性质是漏出液,还是渗出液? 你的判断依据是什么?

考生版 4/4

患者左侧胸腔置管引流后,迅速引流出黄色胸腔积液 1500 mL,后出现胸闷、气喘加重,不能平卧,查体两肺可以闻及广泛干湿性啰音。

8. 该患者现出现胸闷的原因考虑什么？该如何进一步处理？

9. 患者胸腔积液最可能的病因是什么？你的诊断依据有哪些？

二、考官版

　　患者，男，50 岁，农民。因"咳嗽、胸闷 1 月余"就诊。患者 1 月前无明显诱因下出现咳嗽，咳少许白黏痰，伴有活动后胸闷、气喘，休息后症状稍有减轻，夜间可以平卧。起病前曾有左侧胸痛不适，吸气时加重，后逐渐缓解，随后开始出现胸闷，无发热、盗汗、咯血、晕厥。病初就诊于当地医院，予以头孢类药物抗感染、化痰、平喘等对症治疗 10 余天，病情无好转。自发病以来精神食欲欠佳，大、小便正常，体重减轻约 3 kg。既往史：高血压病史 10 年，糖尿病病史 4 年，血压、血糖控制尚可；2 年前体检发现左上肺结节影（直径约 2 cm），未进一步诊治。吸烟史 30 年，20 支/天，未戒烟。

　　1. 请问患者此次胸闷的可能原因有哪些？（至少三种）（8 分，答出 3 项 8 分，2 项 5 分，1 项 3 分）

　　（1）胸腔积液。

　　（2）气胸。

　　（3）肺栓塞。

　　（4）心力衰竭。

　　（5）肺炎。

　　2. 其中最可能的原因是什么？（4 分）

　　胸腔积液。

　　3. 对该患者进行体格检查时，你需要关注哪些体征？（16 分）

　　（1）生命体征：T（1 分），P（1 分），R（1 分），BP（1 分）。

　　（2）气管：是否居中。（1 分）

　　（3）浅表淋巴结：有无肿大。（2 分）

　　（4）肺部查体：视诊，左侧胸廓饱满，呼吸运动减弱（1 分）；触诊，左侧语音震颤减弱（1 分）；叩诊，左侧肩胛下线第 8 肋以下叩诊浊音（2 分）；听诊，左下肺呼吸音减低，右肺呼吸音清晰，未闻及胸膜摩擦音（2 分）。

　　（5）心脏查体：心率，心律，心音，心尖搏动。（1 分）

　　（6）腹部查体。（1 分）

　　（7）四肢：有无杵状指及双下肢水肿。（1 分）

　　4. 该患者胸腔积液可能的病因有哪些？（6 分）

　　（1）肺癌。（2 分）

（2）肺结核。（2分）

（3）肺炎。（2分）

5. 为进一步明确有无胸腔积液，进一步了解胸腔积液的性质，你准备安排哪些辅助检查？（16分）

（1）胸部 X 线或胸部 CT：左肺野可见大片状致密影，上缘位于第 3 前肋前段下缘处，呈外高内低的弧形影，左侧膈肌消失。（2分）

（2）胸腔彩超胸水定位：左侧第 6～11 后肋间可见液性暗区，深度 7 cm，右侧胸腔未见积液。（1分）

（3）ESR、CRP：正常。（1分）

（4）NT-proBNP：221 pg/mL。（1分）

（5）血常规：WBC 10.83×10⁹/L，N％ 75.0％，RBC 4.66×10¹²/L，Hb 122 g/L，PLT 88×10⁹/L。（1分）

（6）生化：ALB 36 g/L，肝肾功能正常，血糖 8.2 mmol/L。（1分）

（7）血 LDH：196 U/L。（1分）

（8）肺癌相关肿瘤指标：CEA 30 ng/mL，NSE、SCC 正常。（1分）

（9）心脏彩超：基本正常超声心动图。（1分）

（10）胸水相关检查：胸水常规黄色浑浊，细胞计数 1000×10⁶/L，多核细胞 10％，单核细胞 90％，李凡他试验（＋）（1分）；胸水 LDH 500 U/L（1分）；胸水白蛋白 20 g/L（1分）；胸水 CEA 980 ng/mL（1分）；胸水 ADA 20 U/L（1分）；胸水脱落细胞学：查见异型细胞（1分）。

6. 患者左侧胸腔积液属于少量、中量，还是大量？你的判断依据是什么？（10分）

（1）中量。（4分）

（2）依据：左侧胸腔积液上缘位于第 2～4 前肋前端下缘之间，为中量（2分）；位于第 4 前肋前段下缘以下，为少量（2分）；位于第 2 前肋前段下缘以上，为大量（2分）。

7. 患者胸水性质是漏出液，还是渗出液？你是如何判断的？（10分）

（1）渗出液。（4分）

（2）判断依据：Light 标准，即胸水 LDH 血清 LDH 大于 0.6（2分）；胸水蛋白/血清蛋白大于 0.5（2分）；胸水 LDH 大于血清正常值高限的 2/3（2分）。符合上述 3 条中的任意 1 条即为渗出液。

8. 患者左侧胸腔置管引流后，迅速引流出黄色胸腔积液 1500 mL，出现胸闷、气喘加重，不能平卧，查体两肺广泛干湿性啰音，原因考虑什么？该如何处理？（10分）

（1）原因：复张性肺水肿。（4分）

（2）处理：吸氧（1分）；心电、SpO₂、血压监测（2分）；利尿、茶碱类应用（1分）；糖皮质激素应用(1分);必要时无创正压通气(1分)。

9. 患者胸腔积液的病因是什么?你的诊断依据有哪些?(10分)

(1) 原因:肺癌。(4分)

(2) 诊断依据:中年男性,有重度吸烟史,肺癌高危人群(1分);咳嗽、胸闷起病,无发热、盗汗,抗感染治疗无效(1分);查体右锁骨上触及肿大淋巴结(1分);2年前胸部CT可见左上肺结节影,直径2cm(1分);胸水渗出性,以单核为主,胸水CEA及血CEA升高,胸水查见异型细胞(2分)。

三、评分表

考号:　　　　　　　　　　　　姓名:

项　　目		分值	得分
1. 胸闷的可能原因(8分,答出3项得8分,2项得5分,1项得3分)	(1) 胸腔积液 (2) 气胸 (3) 肺栓塞 (4) 心力衰竭 (5) 肺炎	8	
2. 最可能的原因(4分)	胸腔积液	4	
3. 体格检查重点(16分)	(1) 生命体征:T(1分),R(1分),P(1分),BP(1分)	4	
	(2) 气管是否居中	1	
	(3) 浅表淋巴结	2	
	(4) 肺部查体:视,左侧胸廓饱满,呼吸运动减弱(1分);触,左侧语音震颤减弱(1分);叩,左侧肩胛下线第8肋以下叩诊浊音(2分);听,左下肺呼吸音减低,右肺呼吸音清晰,未闻及胸膜摩擦音(2分)	6	
	(5) 心脏查体:心率、心律、心音、心尖搏动	1	
	(6) 腹部查体	1	
	(7) 四肢:有无杵状指及双下肢水肿	1	
4. 该患者胸腔积液可能的病因(6分)	(1) 肺癌	2	
	(2) 肺结核	2	
	(3) 肺炎	2	
5. 安排的辅助检查(16分)	(1) 胸部X线或胸部CT	2	
	(2) 胸腔彩超定位	1	
	(3) 血常规	1	
	(4) ESR、CRP	1	
	(5) NT-proBNP	1	

项 目		分值	得分
	(6) 生化	1	
	(7) 血 LDH	1	
	(8) 肺癌相关肿瘤指标:CEA、NSE、SCC	1	
	(9) 心脏彩超	1	
	(10) 胸水相关检查:常规(1分),胸水 LDH(1分),胸水白蛋白(1分),胸水 CEA(1分),胸水 ADA(1分),胸水脱落细胞学(1分)	6	
6. 胸水判断依据(10分)	(1) 中量	4	
	(2) 左侧胸腔积液上缘位于第 2~4 前肋前端下缘之间,为中量(2分);位于第 4 前肋前段下缘以下,为少量(2分);位于第 2 前肋前段下缘以上,为大量(2分)	6	
7. 胸水性质判断及标准(10分)	(1) 渗出液	4	
	(2) Light 标准:胸水 LDH/血清 LDH 大于 0.6(2分);胸水蛋白/血清蛋白大于 0.5(2分);胸水 LDH 大于血清正常值高限的 2/3(2分)。符合上述 3 条中的任意 1 条即为渗出液	6	
8. 置管后胸闷的原因及处理(10分)	(1) 复张后肺水肿	4	
	(2) 吸氧(1分);心电、SpO₂、血压监测(2分);利尿、解痉(1分);激素减轻肺泡渗出(1分);必要时无创机械通气(1分)	6	
9. 胸腔积液的病因及诊断依据(10分)	(1) 肺癌	4	
	(2) 中年男性,有重度吸烟史,肺癌高危人群(1分);咳嗽、胸闷起病,无发热、盗汗,抗感染治疗无效(1分);查体右锁骨上触及肿大淋巴结(1分);2 年前胸部 CT 可见左上肺结节影,直径 2 cm,其内可见空泡(1分);胸水渗出性,以单核为主,胸水 CEA 及血 CEA 升高,胸水查见异型细胞(2分)	6	
表达简单、明了		5	
临床思维清晰		5	
总 分		100	

考官签名:　　　　　　　　　　　　　　　　日期:　　　年　　月　　日

模 拟 题 3

一、考生版

考生版 1/3

患者,女,48 岁,农民。因"咳嗽、咳痰、发热 1 周,加重伴胸闷 1 天"就诊。患者 1 周前在田间播种时淋雨受凉,第二天即出现咳嗽、咳黄痰,伴有低热,最高体温 37.8 ℃,自服板蓝根及咳嗽糖浆,咳嗽、咳痰无好转,体温峰值升高,最高体温 38.8 ℃,发热时伴有明显畏寒,1 天前出现右侧胸痛,伴有活动后胸闷、气促,夜间能平卧入睡,无夜间阵发性呼吸困难。大小便正常,饮食稍差,无明显头痛、呕吐。既往史:高血压病史 5 年,平时口服苯磺酸氨氯地平 5 mg(每天一次),血压控制不详。

1. 请说出该患者此次发热可能的原因有哪些?(至少 3 种)
2. 其中最可能的原因是什么?
3. 体格检查时需要特别关注哪些体征?

考生版 2/3

查体:T 38.5 ℃,P 100 次/分,R 22 次/分,BP 120/75 mmHg。神志清楚,球结膜无水肿,口唇无紫绀,无颈静脉怒张。胸廓无畸形,右下肺叩诊浊音,右下肺呼吸音减低,可闻及湿性啰音,左肺呼吸音清,未闻及干湿性啰音,心率 100 次/分,律齐,各瓣膜听诊区未闻及病理性杂音,腹平软,肝脾肋下未及,双下肢对称,无水肿。

4. 为明确诊断及评估病情,你计划安排哪些辅助检查?

考生版 3/3

患者检查结果回报:

(1) 血常规:WBC 13.85×10⁹/L,N% 88%,RBC 5.61×10¹²/L,Hb 140 g/L,PLT 252×10⁹/L。

(2) 生化:ALT 43 IU/L, AST 33 IU/L, ALB 38.4 g/L, SCr 99 μmol/L, BUN 4.45 mmol/L,K 3.77 mmol/L,Na 136 mmol/L,Cl 99 mmol/L,Glu 5.2 mmol/L;

(3) CRP 56 mg/L, PCT 0.79 ng/mL; NT-proBNP:322 pg/mL; DIC 全套:D-二聚体0.77 μg/mL。

(4) 心电图:窦性心律。

(5) 胸部 CT:右肺下叶大片密度增高影,纵隔窗部分减影,可见支气管充气征。

(6) 心脏彩超:LVEF 63%,估测 SPAP 38 mmHg。

（7）双下肢深静脉彩超：未见明显血栓形成。

（8）血气分析：pH 7.40，PCO$_2$ 32 mmHg，PO$_2$ 58 mmHg，SaO$_2$ 90%，Lac 2.5 mmol/L。

（9）血培养：阴性；痰培养：阴性；痰液抗酸染色：阴性。

5. 社区获得性肺炎诊断依据有哪些？同时应注意与哪些疾病相区别？

6. 作为接诊医生，需进一步进行哪些主要处理措施？

7. 如经验性抗感染治疗 72 小时，患者体温无改善，则应如何判定患者治疗疗效及考虑可能存在哪些原因？

二、考官版

患者，女，48 岁，农民。因"咳嗽、咳痰、发热 1 周，加重伴胸闷 1 天"就诊。患者 1 周前在田间播种时淋雨受凉，第二天即出现咳嗽、咳黄痰，伴有低热，最高体温 37.8 ℃，自服板蓝根及咳嗽糖浆，咳嗽、咳痰无好转，体温峰值升高，最高体温 38.8 ℃，发热时伴有明显畏寒，1 天前出现右侧胸痛，伴有活动后胸闷、气促，夜间能平卧入睡，无夜间阵发性呼吸困难。大、小便正常，饮食稍差，无明显头痛、呕吐。既往史：高血压病史 5 年，平时口服苯磺酸氨氯地平 5 mg（每天一次），血压控制不详。

1. 该患者发热的可能原因？（8 分，答出 3 项得 8 分，2 项得 5 分，1 项得 3 分）

（1）社区获得性肺炎。

（2）胸腔积液。

（3）急性心肌炎。

（4）病毒感染。

2. 该患者最可能的原因是什么？（3 分）

社区获得性肺炎（答"肺炎"得 2 分）

3. 体格检查时需要特别关注哪些体征？（23 分）

（1）生命体征：T（1 分），P（1 分），R（1 分），BP（1 分）。

（2）神志。（1 分）

（3）球结膜：有无水肿。（2 分）

（4）口唇颜色：有无紫绀。（1 分）

（5）颈静脉：有无怒张。（2 分）

（6）皮肤黏膜：（发绀/疱疹/出血点）。（2 分）

（7）胸部体格检查：右下肺呼吸音减低（2 分），右下肺可闻及湿啰音（2 分），右下肺叩诊呈浊音（2 分）。

（8）心脏查体：心界、心率、心律，心脏有无病理性杂音。（2 分）

（9）腹部检查：腹软，无压痛。（1 分）

（10）双下肢：是否对称，有无水肿。（2分）

4. 为明确诊断及评估病情，你计划安排哪些辅助检查？（30分）

（1）血常规：WBC 13.85×10⁹/L，N％ 88％，RBC 5.61×10¹²/L，Hb 140 g/L，PLT 252×10⁹/L。（2分）

（2）生化：ALT 43 IU/L，AST 33 IU/L，ALB 33.4 g/L，SCr 93 μmol/L，BUN 4.45 mmol/L，K 3.77 mmol/L，Na 136 mmol/L，Cl 99 mmol/L，Glu 5.2 mmol/L。（2分）

（3）CRP 56 mg/L。（2分）

（4）PCT 0.79 ng/mL。（1分）

（5）NT-proBNP：322 pg/mL。（2分）

（6）D-二聚体 0.77 μg/mL。（2分）

（7）心电图：窦性心律。（2分）

（8）胸部CT：右肺下叶大片密度增高影，纵隔窗部分减影，可见支气管充气征。（3分）

（9）心脏彩超：LVEF 63％，估测SPAP 38 mmHg。（2分）

（10）双下肢深静脉彩超：双下肢静脉血流通畅。（3分）

（11）血气分析：pH 7.40，PCO₂ 32 mmHg，PO₂ 58 mmHg，SaO₂ 90％，Lac 2.5 mmol/L。（3分）

（12）血培养：阴性。（2分）

（13）痰培养：阴性。（2分）

（14）痰液抗酸染色：阴性。（2分）

5. 社区获得性肺炎诊断依据有哪些？同时应注意与哪些疾病相区别？（6分）

（1）依据：① 社区起病(1分)；② 有发热、咳嗽、咳痰、胸闷症状(1分)；③ 查体肺内可以闻及湿性啰音(1分)；④ 血常规提示白细胞及中性粒细胞增高(1分)；⑤ 胸部CT提示肺内斑片状密度增高影(1分)。

（2）鉴别诊断：肺结核、肺癌、非感染性疾病肺内浸润、肺栓塞。（1分）

6. 作为接诊医生，应进行哪些主要处理？（10分）

（1）氧疗。（2分）

（2）氧饱和度、血压监测。（2分）

（3）抗感染(一代、二代头孢联合或不联合阿奇霉素，β内酰胺类/β内酰胺酶抑制剂，呼吸喹诺酮类)。（3分）

（4）化痰。（1分）

（5）维持内环境稳定。（2分）

7. 如抗感染治疗72小时，患者体温无改善，需考虑哪些情况？（10分）

（1）耐药菌感染，未覆盖抗菌谱。（2分）

（2）特殊病原体,如结核分枝杆菌、真菌、病毒。（2分）

（3）并发症如脓胸及宿主因素。（2分）

（4）非感染性疾病。（2分）

（5）药物热。（2分）

三、评分表

考号：　　　　　　　　　　　　　　　　姓名：

	项　　目	分值	得分
1. 发热的可能原因 (8分,答出 3 项得 8 分,2 项得 5 分,1 项 得 3 分)	（1）胸腔积液 （2）肺栓塞 （3）社区获得性肺炎 （4）心力衰竭 （5）气胸	8	
2. 最可能的原因 (3分)	社区获得性肺炎(答"肺炎"得 2 分)	3	
3. 体格检查重点 (23分)	（1）生命体征:T(1 分),P(1 分),R(1 分),BP(1 分)	4	
	（2）神志	1	
	（3）球结膜:有无水肿	2	
	（4）口唇颜色:有无紫绀	1	
	（5）皮肤黏膜:发绀/疱疹/出血点	2	
	（6）颈静脉:有无颈静脉怒张	2	
	（7）胸部体格检查:右下肺呼吸音减低(2 分),右下肺可闻及 湿性啰音(2 分),肺部叩诊(2 分)	6	
	（8）心脏查体:心界,心率,心律,心脏有无病理性杂音	3	
	（9）腹部查体:腹软,无压痛	1	
	（10）双下肢:是否对称,有无水肿	2	
4. 安排的辅助检查 (30分)	（1）血常规	2	
	（2）生化	2	
	（3）CRP	2	
	（4）PCT	1	
	（5）NT-proBNP	2	
	（6）D-二聚体	2	
	（7）心电图	2	
	（8）胸部 CT	3	
	（9）下肢彩超	3	
	（10）心脏彩超	2	

项　目		分值	得分
	(11) 血气分析	3	
	(12) 血培养	2	
	(13) 痰培养	2	
	(14) 痰抗酸染色	2	
5. 社区获得性肺炎诊断标准及鉴别诊断(6分)	(1) 社区发病	1	
	(2) 发热、咳嗽、咳痰、胸闷	1	
	(3) 血常规	1	
	(4) 胸部CT	1	
	(5) 肺部湿啰音	1	
	(6) 肺结核、肺癌、肺栓塞、非感染性疾病	1	
6. 主要处理(10分)	(1) 氧疗	2	
	(2) 氧饱和度、血压监测	2	
	(3) 抗感染(一代、二代头孢联合或不联合阿奇霉素,β内酰胺类/β内酰胺酶抑制剂,呼吸喹诺酮类)	3	
	(4) 化痰	1	
	(5) 维持内环境稳定	2	
7. 抗感染效果不佳的原因(10分)	(1) 耐药菌、未覆盖抗菌谱	2	
	(2) 特殊病原体,如结核分枝杆菌、真菌、病毒	2	
	(3) 并发症、宿主因素	2	
	(4) 非感染性疾病	2	
	(5) 药物热	2	
表达简单、明了		5	
临床思维清晰		5	
总　　分		100	

考官签名：　　　　　　　　　　　　　　　　　　　日期：　　年　月　日

模 拟 题 4

一、考生版

考生版 1/3

患者,男,75岁,农民。因"反复咳嗽、咳痰伴气喘10余年,再发加重1周余"就诊。患者

10 年前开始出现反复咳嗽、咳痰伴气喘,白色泡沫样痰,晨起明显,逐年加重并出现活动后气喘,对症治疗可好转,10 余年来上述症状反复发作,冬季明显。1 周前受凉后再次出现咳嗽、咳痰,伴气喘加重,黄色脓痰,有发热症状,最高体温 38.5 ℃,自行口服"三九感冒灵"及阿莫西林,症状无明显改善,为进一步诊治就诊。发病以来患者无明显胸痛及咯血,饮食及精神差,白天出现嗜睡。小便量少,大便正常。既往有冠心病、高血压病史 10 余年,口服阿司匹林及非洛地平缓释片,自诉血压控制良好。吸烟 50 余年,30 支/天,已戒烟 2 年。

1. 导致该患者本次呼吸困难加重的可能原因有哪些?(至少三种)
2. 其中该患者最可能的诊断是什么?
3. 体格检查应重点关注哪些体征?

考生版 2/3

查体:T 38.7 ℃,嗜睡,精神欠佳,球结膜轻度水肿,口唇紫绀,颈静脉怒张,桶状胸,双肺呼吸音减低,未闻及明显干湿性啰音,心率 90 次/分,律齐,P2>A2,双下肢轻度凹陷性水肿。

4. 导致慢阻肺急性加重的最可能诱因是什么?
5. 该患者需要进一步完善的检查有哪些?

考生版 3/3

辅助检查结果回示:

(1) 血常规:WBC 12.42×10^9/L,N% 90%,RBC 5.02×10^{12}/L,Hb 42 g/L,PLT 352×10^9/L。

(2) 生化:ALT 58 IU/L,AST 65 IU/L,ALB 32.4 g/L,SCr 56 μmol/L,BUN 3.45 mmol/L,K 3.67 mmol/L,Na 133 mmol/L,Cl 91 mmol/L,Glu 5.0 mmol/L。

(3) CRP 94 mg/L;PCT 0.45 ng/mL;NT-proBNP:205 pg/mL;

(4) DIC 全套:D-二聚体 0.92 μg/mL。

(5) 心电图:窦性心律。

(6) 胸部 CT 提示两肺弥漫性肺气肿,左下肺斑片状密度增高影。

(7) 血气分析提示:pH 7.21,PCO_2 85 mmHg,PO_2 52 mmHg。

(8) 肺功能检查提示:FEV_1% 40%,FEV_1/FVC% 56%。

(9) 心脏彩超:LVEF 65%,估测 SPAP 50 mmHg。

(10) 痰培养:未见致病菌生长。

6. 作为接诊医生,需进行哪些主要处理?

7. 若患者治疗期间突发胸闷加重,血氧饱和下降,经抗炎、平喘治疗症状无明显改善,临床需考虑哪些可能情况?

8. 患者经住院治疗症状改善,出院后有哪些进一步建议?

二、考官版

患者,男,75岁,农民。因"反复咳嗽、咳痰伴气喘10余年,再发加重1周余"就诊。患者10年前开始出现反复咳嗽、咳痰伴气喘,白色泡沫样痰,晨起明显,逐年加重并出现活动后气喘,对症治疗可好转,10余年来上述症状反复发作,冬季明显。1周前受凉后再次出现咳嗽、咳痰,伴气喘加重,黄色脓痰,有发热,最高体温38.5℃,自行口服"三九感冒灵"及阿莫西林、症状无明显改善,为进一步诊治就诊。发病以来患者无明显胸痛及咯血,饮食及精神差,白天出现嗜睡。小便量少,大便正常。既往有冠心病、高血压病史10余年,口服阿司匹林及非洛地平缓释片,自诉血压控制良好。吸烟50余年,30支/天,已戒烟2年。

1. 导致该患者本次呼吸困难加重的可能原因有哪些?(8分,答出3项得8分,2项得5分,1项得3分)

(1)慢性阻塞性肺疾病急性加重。

(2)肺炎。

(3)气胸。

(4)肺栓塞。

(5)急性心肌梗死。

2. 其中该患者最可能的诊断是什么?(3分)

慢性阻塞性肺疾病急性加重。

3. 该患者此次加重的最可能诱因是什么?(3分)

感染。

4. 对患者体格检查时需要特别关注哪些体征?(25分)

(1)生命体征:T(1分),P(1分),R(1分),BP(1分)。

(2)神志:有无嗜睡。(1分)

(3)球结膜:有无水肿。(2分)

(4)口唇颜色:有无紫绀。(1分)

(5)颈静脉:无颈静脉怒张。(2分)

(6)胸部体格检查:视诊:桶状胸、肋间隙增宽、呼吸动度减弱(3分);触诊:语音共振减弱(1分);叩诊过清音(2分);听诊有无干湿性啰音(2分)。

(7)心脏查体:心界,心率、心律、杂音、有无剑突下搏动。(5分)

(8) 腹部:腹平软,肝脾肋下未触及。(1分)

(9) 四肢:是否对称,有无浮肿、杵状指。(1分)

5. 该患者需要进一步完善的检查有哪些?(17分)

(1) 血常规:WBC $12.42×10^9$/L,N% 90%,RBC $5.02×10^{12}$/L,Hb 142 g/L,PLT 352 $×10^9$/L。(1分)

(2) 生化:ALT 58 IU/L,AST 65 IU/L,ALB 32.4 g/L,SCr 56 μmol/L,BUN 3.45 mmol/L,K 3.67 mmol/L,Na 133 mmol/L,Cl 91 mmol/L,Glu 5.0 mmol/L。(1分)

(3) CRP 94 mg/L(1分);PCT 0.45 ng/mL(1分);NT-proBNP:205 pg/mL(1分)。

(4) D-二聚体 0.92 μg/mL。(1分)。

(5) 痰培养加药敏:未培养出致病菌。(2分)

(6) 肺部影像学(胸片/CT):两肺弥漫性肺气肿,左下肺斑片状密度增高影。(2分)

(7) 心电图:窦性心律。(1分)

(8) 心脏彩超:LVEF 65%,估测 SPAP 50 mmHg。(2分)

(9) 动脉血气分析:pH 7.21,PCO_2 85 mmHg,PO_2 52 mmHg。(2分)

(10) 肺功能:FEV_1% 40%,FEV_1/FVC% 56%。(2分)

6. 作为接诊医生,需进行哪些主要处理?(12分)

(1) 氧饱和度、心电、血压监测。(2分)

(2) 无创呼吸机辅助通气,维持外周 SpO_2 88%~92%。(3分)

(3) 抗感染。(3分)

(4) 解痉平喘(β受体激动剂、胆碱能受体阻断剂)、抗炎(糖皮质激素全身和吸入)及祛痰。(3分)

(5) 维持内环境稳定。(1分)

7. 若患者治疗期间突发胸闷加重,血氧饱和下降,经抗炎、平喘治疗症状无明显改善,临床需考虑哪些情况可能?(12分)

(1) 感染加重。(3分)

(2) 合并气胸。(3分)

(3) 肺栓塞。(3分)

(4) 痰液阻塞。(3分)

8. 患者经住院治疗症状改善,出院后有哪些进一步建议?(10分)

(1) 戒烟,注意保暖,避免受凉。(2分)

(2) ICS/LABA/LAMA 支气管扩张剂维持治疗。(3分)

(3) 肺康复锻炼,呼吸操。(2分)

（4）长期家庭氧疗（低流量吸氧，每分钟 2～3 L，维持外周 SpO_2 88％～92％，每日大于 15 小时）。（2分）

（5）有效接种肺炎及流感疫苗。（1分）

三、评分表

考号：　　　　　　　　　　　　　姓名：

项　　目		分值	得分
1. 此次病情加重的原因（8分，答出 3 项得 8分，2 项得 5分，1 项得 3分）	（1）慢性阻塞性肺疾病急性加重 （2）肺炎 （3）气胸 （4）肺栓塞 （5）急性心肌梗死	8	
2. 该患者最可能的诊断（3分）	慢性阻塞性肺疾病急性加重	3	
3. 该患者此次加重的诱因（3分）	感染	3	
4. 体格检查重点（25分）	（1）生命体征：T(1分)，P(1分)，R(1分)，BP(1分)	4	
	（2）神志：有无嗜睡	1	
	（3）球结膜：有无水肿	2	
	（4）皮肤黏膜：（发绀/疱疹/出血点）	1	
	（5）颈静脉：有无颈静脉怒张	2	
	（6）胸部视诊：有无桶胸(1分)，肋间隙增宽(1分)，呼吸动度减弱(1分)	3	
	（7）触诊：语音共振减弱(1分)；叩诊：过清音(2分)；听诊：注意干湿啰音(2分)	5	
	（8）心脏查体：心界(1分)，心率(1分)，心律(1分)，心脏有无病理性杂音(1分)，有无剑突下搏动(1分)	5	
	（9）腹部查体：腹平软，肝脾肋下未触及	1	
	（10）四肢：是否对称，有无杵状指、水肿	1	
5. 安排的辅助检查（17分）	（1）血常规(1分)，生化(1分)，D-二聚体(1分)	3	
	（2）CRP(1分)，PCT(1分)，NT-proBNP(1分)	3	
	（3）肺部影像学（胸片/胸部 CT）	2	
	（4）痰培养加药敏	2	
	（5）血气分析	2	
	（6）心电图	1	
	（7）心脏彩超	2	
	（8）肺功能	2	

项　目		分值	得分
6. 处理措施(12分)	(1) 氧饱和度、心电、血压监测	2	
	(2) 无创呼吸机辅助通气	3	
	(3) 抗感染	3	
	(4) 解痉平喘[激素(全身/吸入)，β激动剂，抗胆碱类]、化痰	3	
	(5) 维持内环境稳定	1	
7. 疗效欠佳的原因 (12分)	(1) 感染加重	3	
	(2) 合并气胸	3	
	(3) 肺栓塞	3	
	(4) 痰液阻塞	3	
8. 康复后的出院建议 (10分)	(1) 注意保暖，避免受凉	2	
	(2) 坚持肺康复锻炼，呼吸操	2	
	(3) 家庭氧疗(低流量吸氧，每分钟 2～3 L)	2	
	(4) 支气管扩张剂维持治疗	3	
	(5) 肺炎及流感疫苗接种	1	
表达简单、明了		5	
临床思维清晰		5	
总　分		100	

考官签名：　　　　　　　　　　　　　　　　　日期：　　　年　　月　　日

第四节　消化系统模拟题

模 拟 题 1

一、考生版

考生版 1/5

男，45 岁，公务员。主因"突发左上腹部疼痛一天"。患者 1 天前进食大量肉食后出现左上腹部疼痛，突然起病，呈持续性绞痛，进行性加重，向背部放射，患者难以忍受，伴大汗淋漓及心慌气促，腹胀较明显，伴恶心呕吐，呕吐物为黄色胃液，无咖啡样物，呕吐后腹痛未见缓解。起病以来，患者未进食，有饮水，小便自诉黄色，大便未解，肛门有排气，未出现畏寒及发热。既往史:3 年前曾患"十二指肠溃疡"。个人史:无酗酒。有吸烟史,20 支/天。

1. 请说出该患者此次腹痛的可能疾病(至少 3 种)。
2. 其中最可能的疾病是什么?

3. 急性胰腺炎发病常见原因有哪些?
4. 对该患者进行体格检查时,你需要特别关注的情况有哪些?

查体:T 37.5 ℃,R 22 次/分,P 100 次/分,BP 120/90 mmHg,BMI 28 kg/m²。神志清楚,急性痛苦面容,呼吸较促,体型肥胖,半卧屈膝位,无贫血貌,巩膜无明显黄染,双肺呼吸音粗,未闻及干湿啰音,心率 100 次/分,腹部膨隆,未见胃肠型及蠕动波,未见 Grey-Turner 征及 Gullen 征,左上腹及剑突下压痛,以剑突下为甚,无反跳痛,麦氏点压痛阴性,肝脾肋下未扪及,墨菲征阳性,肝肾区无叩痛,移动性浊音阴性,肠鸣音减弱。

5. 为明确诊断并评估病情,你计划安排的辅助检查有哪些?

患者检查结果回报:

(1) 血常规:WBC 12.02×10⁹/L,N% 86%,Hb 122 g/L,Plt 122×10⁹/L。

(2) CRP 67 mg/L。

(3) 生化:ALT 122 U/L,AST 152 U/L,TBIL 44 μmol/L,DBIL 30 μmol/L,ALB 36.5 g/L;BUN 11.2 mmol/L,SCr 127 μmol/L,K 4.35 mmol/L,Na 135 mmol/L,Cl 99 mmol/L,Ca 2.05 mmol/L,Glu 8.9 mmol/L。

(4) 血脂分析:总胆固醇 6.07 mmol/L,低密度脂蛋白 4.78 mmol/L,甘油三脂 3.21 mmol/L。

(5) 血淀粉酶 531.9 U/L,尿淀粉酶 231.9 U/L,脂肪酶 450 U/L。

(6) 心电图:窦性心律。

(7) 腹部立位平片:胃肠积气,未见穿孔及梗阻征象。

(8) 腹部 B 超:胆囊结石,胆总管显示不清,脂肪肝,腹腔未见积液,腹腔胀气,胰腺显示不清。

(9) CT 示:胆囊结石,胰腺肿胀,周围渗出,脂肪肝、肠腔积气。

(10) MRCP:胆总管末端结石。

6. 作为接诊医生,需进行的主要处置是有哪些?

患者治疗 3 天后,出现呼吸困难,腹胀腹痛不能缓解,血压 90/60 mmHG,心电监护示 SpO_2 85%。双肺闻及广泛湿啰音,心率 120 次/分,复查电解质血钙 1.62 mmol/L,CRP 增高至 167 mg/L,NT-proBNP 102 pg/mL。心电图示:窦性心动过速,ST-T 改变。

7. 下一步应进行哪些处理?

二、考官版

男,45 岁,主因"突发左上腹部疼痛一天"就诊。患者 1 天前进食大量肉食后出现左上腹部疼痛,突然起病,呈持续性绞痛,进行性加重,向背部放射,患者难以忍受,伴大汗淋漓及心慌气促,腹胀较明显,伴恶心呕吐,呕吐物为黄色胃液,无咖啡样物,呕吐后腹痛未见缓解,起病以来,患者未进食,有饮水,小便自诉黄色,大便未解,肛门有排气,未出现畏寒及发热。既往史:3 年前曾患"十二指肠溃疡"。个人史:无酗酒,有吸烟史,20 支/天。

1. 请说出该患者此次腹痛的可能病因(8 分,答出 3 项得 8 分,2 项得 5 分,1 项得 3 分)。
(1) 消化性溃疡。
(2) 急性胰腺炎。
(3) 急性胆囊炎。
(4) 急性胃炎急性胃扩张。

2. 其中最可能的原因是什么?(4 分)
急性胰腺炎。

3. 急性胰腺炎的发病原因有哪些?(8 分,每项 2 分,答对 4 项即可)
胆道疾病(胆石症及胆道感染)、酒精、高脂血症、胰管阻塞、手术与创伤、药物、过度进食。

4. 对该患者进行体格检查时,你需要特别关注的情况有哪些?(24 分)
(1) 生命体征:T 37.5 ℃(1 分),P 100 次/分(1 分),R 22 次/分(1 分),BP 120/90 mmHg(1 分)。
(2) 体型肥胖,测算 BMI 指数。(1 分)
(3) 体位:半卧屈膝。(2 分)
(4) 神志清楚,急性痛苦面容。(1 分)

（5）皮肤巩膜：无黄染。（2分）

（6）双肺呼吸音粗，未闻及干湿啰音。（1分）

（7）心率100次/分，律齐。（1分）

（8）腹部查体：腹部膨隆（1分），未见胃肠型及蠕动波（1分），未见Grey-Turner征（1分）及Gullen征（1分），左上腹及剑突下压痛，以剑突下为甚（1分），无反跳痛（1分），麦氏点压痛阴性（1分），肝脾肋下未扪及（1分），墨菲征阳性（1分），肝肾区无叩痛（1分），移动性浊音阴性（1分），肠鸣音减弱（1分）。

5. 为明确诊断并评估病情，你计划安排的辅助检查有哪些？（22分）

（1）血常规：WBC $12.02×10^9$/L，N％ 86％，Hb 122 g/L，Plt $122×10^9$/L。（2分）

（2）CRP 67 mg/L。（2分）

（3）生化：ALT 122 U/L，AST 152 U/L，TBIL 44 μmol/L，DBIL 30 μmol/L，ALB 36.5 g/L（1分）；BUN 11.2 mmol/L，SCr 127 μmol/L（1分）；K 4.35 mmol/L，Na 135 mmol/L，Cl 99 mmol/L，Ca 2.05 mmol/L（1分）；Glu 8.9 mmol/L（1分）。

（4）血脂分析：总胆固醇 6.07 mmol/L，低密度脂蛋白 4.78 mmol/L，甘油三脂 3.21 mmol/L。（2分）

（5）血淀粉酶 531.9 U/L，尿淀粉酶 231.9 U/L，脂肪酶 450 U/L。（3分）

（6）心电图：窦性心律。（1分）

（7）腹部立位平片：胃肠积气，未见穿孔及梗阻征象。（1分）

（8）腹部B超：胆囊结石，胆总管显示不清，脂肪肝，胰腺显示不清，腹腔未见积液，腹腔胀气。（3分）

（9）CT：胆囊结石，胰腺肿胀，周围渗出，脂肪肝、肠腔积气。（2分）

（10）MRCP：胆囊结石，胆总管末端结石。（2分）

6. 作为接诊医生，需进行的主要处置有哪些？ 为明确此次发病原因，还需完善哪些检查？（14分）

（1）禁食。（1分）

（2）补液：充分扩容。（1分）

（3）维持水电解质平衡。（1分）

（4）抑制胃酸分泌：PPI。（2分）

（5）胃肠减压。（2分）

（6）导泻通便。（1分）

（7）镇痛处理。（2分）

（8）抑制胰酶分泌：生长抑素静脉持续泵入。（2分）

（9）必要时急诊内镜或手术治疗去除病因。（2分）

患者治疗 3 天后,出现呼吸困难,腹胀腹痛不能缓解,血压 90/60 mmHG,心电监护示 SpO$_2$ 85％。双肺闻及广泛湿啰音,心率 120 次/分,复查电解质血钙 1.62 mmol/L,CRP 增高至 167 mg/L,NT-proBNP 102 pg/mL。心电图示:窦性心动过速,ST-T 改变。

7. 下一步应进行哪些处理?(6 分)

(1) 血气分析,复查肝肾功能,胸部 CT 和腹部(胰腺)增强 CT。(3 分)

(2) 监测膀胱压力,监测出入量。(1 分)

(3) 纠正电解质紊乱,抗感染,液体复苏,脏器支持,必要时入住 ICU 行无创通气。(3 分)

(4) 必要时请外科会诊行 ERCP。(1 分)

三、评分表

考号:　　　　　　　　　　　　　　　姓名:

项　　目		分值	得分
1. 腹痛的原因(至少 3 种)(8 分,答出 3 项得 8 分,2 项得 5 分,1 项得 3 分)	(1) 消化性溃疡 (2) 急性胰腺炎 (3) 急性胆囊炎 (4) 急性胃炎 (5) 急性胃扩张	8	
2. 腹痛最可能原因	急性胰腺炎	4	
3. 可能的发病原因(8 分,答每项 2 分,答对 4 项即可)	胆道疾病(胆石症及胆道感染)、酒精、高脂血症、胰管阻塞、手术与创伤、药物、过度进食	8	
4. 体格检查重点(24 分)	(1) 生命体征:T(1 分),P(1 分),R(1 分),BP(1 分)	4	
	(2) 体型肥胖,测算 BMI 指数	1	
	(3) 神志清楚,急性痛苦面容	1	
	(4) 体位:半卧屈膝位	2	
	(5) 皮肤巩膜:有无黄染	2	
	(6) 双肺呼吸音粗,未闻及干湿啰音	1	
	(7) 心率 100 次/分,律齐	1	
	(8) 腹部视诊:腹部膨隆(1 分),未见胃肠型及蠕动波(1 分),未见 Grey-Turner 征(1 分)及 Gullen 征(1 分)	4	
	(9) 腹部听诊:肠鸣音减弱	1	
	(10) 腹部叩诊:移动性浊音阴性(1 分),肝肾区无叩痛(1 分)	2	
	(11) 腹部触诊:腹软,左上腹及剑突下压痛,以剑突下为甚(1 分),无反跳痛(1 分),麦氏点压痛阴性(1 分),墨菲征阳性(1 分),肝脾肋下未扪及(1 分)	5	

项　　目		分值	得分
5. 安排的辅助检查 （22分）	（1）血常规	2	
	（2）CRP	1	
	（3）生化:肝功能（1分），肾功能（1分），电解质（1分），血糖（1分）	4	
	（4）血尿淀粉酶、脂肪酶	3	
	（5）心电图	1	
	（6）腹部立位平片:胃肠积气，未见穿孔及梗阻征象	1	
	（7）腹部B超	3	
	（8）CT示:胰腺肿胀，周围渗出，脂肪肝、肠腔积气	2	
	（9）血脂	2	
	（10）MRCP	3	
6. 需进行的处置 （14分）	（1）禁食	1	
	（2）补液:充分扩容	1	
	（3）维持水电解质平衡	1	
	（4）抑制胃酸分泌:PPI	2	
	（5）胃肠减压	2	
	（6）导致通便	1	
	（7）镇痛处理	2	
	（8）抑制胰酶分泌:生长抑素静脉持续泵入	2	
	（9）必要时急诊内镜或手术治疗去除病因	2	
7. 下一步应进行的 处理措施（10分）	（1）血气分析，复查肝肾功能、肺部CT平均和腹部（胰腺）增强CT	3	
	（2）监测膀胱压力，检测出入量	1	
	（3）纠正电解质紊乱，抗感染，液体复苏，脏器支持，必要时入住ICU行无创通气	5	
	（4）必要时请外科会诊行ERCP	1	
表达简单、明了		5	
临床思维清晰		5	
总　　分		100	

考官签名:　　　　　　　　　　　　　　　　　　　　　日期:　　　年　　月　　日

模拟题 2

一、考生版

男,45 岁,教师。主因"黑便 3 天伴呕血 1 天"就诊。患者 3 天前在无明显诱因下出现解黑便,一天两次黑色柏油样,不成形。1 天前出现呕咖啡色样液体约 200 mL,含少许血凝块,不含食物。病程中患者有纳差,乏力,平素饮食、睡眠可,小便正常,体重无明显减轻。

既往史:体健,否认肝炎,血吸虫等病史。家族史:其父亲患有胃癌,已去世。

1. 对于以上病史,你作为首诊医师,觉得病史还需要有哪些补充?

病史补充如下:

男,45 岁,教师。主因"黑便 3 天伴呕血 1 天"就诊。患者 3 天前在无明显诱因下出现解黑便,一天两次黑色柏油样,不成形,未重视,近期也未服用特殊药物,且也未进食鸭血等食物,1 天前出现呕咖啡色样液体约 200 mL,含少许血凝块,不含食物,伴有头晕、心悸。追问病史,2 年前开始偶有间断腹痛,饥饿时发生较多,进食后症状可改善,常有返酸嗳气,无明显夜间痛,秋冬季节好发作,未予以重视及就诊。病程中患者有纳差,乏力,平素饮食、睡眠可,小便正常,体重无明显减轻。

既往史:体健,否认肝炎,血吸虫等病史。

家族史:其父亲患有胃癌,已去世。

2. 该患者诊断是什么? 引起该病常见的病因是什么?(至少回答 4 种)
3. 你觉得该病人的出血病因是什么?

4. 给该患者做体检时,你需要特别关注的情况有哪些?

查体:T 36.7 ℃,P 110 次/分,R 18 次/分,BP 90/65 mmHg,神志清楚,精神萎靡,中度贫血貌,皮肤巩膜无黄染,无肝掌及蜘蛛痣,浅表淋巴结未触及肿大,双肺呼吸音清,心率 110 次/分,律齐,未见腹壁静脉曲张,腹部平软,上腹部压痛,无反跳痛,肝脾肋下未扪及,肝肾区无叩痛,墨菲征阴性,麦氏点压痛阴性,肠鸣音 6 次/分,移动性浊音阴性。

5. 为明确诊断并评估病情,你计划安排的辅助检查有哪些?

辅助检查结果回报:

(1) 血常规:WBC 11.02×10^9/L,N% 68%,RBC 2.65×10^{12}/L,Hb 74 g/L,PLT 122×10^9/L。

(2) 生化:ALT 28 U/L,AST 32 U/L,TBIL 20 μmol/L,ALB 28.5 g/L;BUN 10.2 mmol/L,SCr 60 μmol/L;K 4.35 mmol/L,Na 135 mmol/L,Cl 99 mmol/L。

(3) 凝血功能:正常。

(4) 大便常规:隐血阳性。

(5) 免疫组合:甲戊肝抗体、丙肝抗体、乙肝五项均无异常。

(6) 心电图:窦性心动过速。

(7) 腹部B超:肝胆胰脾及腹腔腹膜后未见明显异常,门脾静脉正常。

(8) 胃镜:十二指肠球部前壁见一约2.0 cm大小溃疡,表面见血凝块附着,周边覆白苔,观察无活动性出血(Forrest分型Ⅱb)。

6. 作为接诊医生,需进行的主要处置是什么? 还需要做哪项检查了解溃疡出血病因?

7. 患者2天后突然出现呕鲜红色液体约500 mL,伴心悸、出汗,血压低至70/40 mmHg,下一步如何处理?

二、考官版

男,45岁,教师。主因"黑便3天伴呕血1天"就诊。患者3天前在无明显诱因下出现解黑便,一天两次黑色柏油样,不成形。1天前出现呕咖啡色样液体约200 mL,含少许血凝块,不含食物。病程中患者有纳差,乏力,平素饮食、睡眠可,小便正常,体重无明显减轻。

既往史:体健,否认肝炎,血吸虫等病史。

家族史:其父亲患有胃癌,已去世。

1. 对于以上病史,你作为首诊医师,你觉得还需要有哪些补充?(8分)

(1) 发病前有无劳累、饮酒等诱因;近期有无服用特殊药物,比如激素及非甾体类抗炎药物。(2分)

(2) 此次发病是否伴有腹痛,有无全身伴随症状,有无心慌,出冷汗,有无晕厥。(2分)

(3) 平素有无腹痛情况,是否有周期性、节律性特点。(2分)

(4) 此次发病有无门诊或院外治疗。(2分)

2. 该患者初步诊断是什么?(2分)引起该病常见的病因是什么?(4分)

(1) 初步诊断:上消化道出血。(2分)

(2) 最可能的出血病因有:消化性溃疡(1分),胃癌(1分),肝硬化食管胃底静脉曲张(1分),急性胃黏膜病变(1分)。

3. 你觉得该病人的出血病因最可能是什么?（4分）

消化性溃疡。

4. 给该患者做体检时,你需要特别关注的情况有哪些?（25分）

(1) 生命体征:T 36.7 ℃(1分),P 110 次/分(1分),R 18 次/分(1分),BP 90/65 mmHg(1分)。

(2) 神志清楚,精神萎靡。(1分)

(3) 有无贫血貌(2分),有无巩膜黄染(2分),有无肝掌及蜘蛛痣(2分)。

(4) 有无浅表淋巴结肿大。(2分)

(5) 肺部听诊。(1分)

(6) 心脏听诊。(1分)

(7) 腹部查体:未见腹壁静脉曲张(1分),腹部平软(1分),上腹部压痛(1分),无反跳痛(1分),肝脾肋下未扪及(1分),肝肾区无叩痛(1分),墨菲征阴性(1分),麦氏点压痛阴性(1分),肠鸣音 6 次/分(1分),移动性浊音阴性(1分)。

5. 为明确诊断并评估病情,你计划安排的辅助检查有哪些?（20分）

(1) 血常规:WBC 11.02×10^9/L,N% 68%,RBC 2.65×10^{12}/L,Hb 74 g/L,PLT 122×10^9/L。(2分)

(2) 生化:ALT 28 U/L,AST 32 U/L,TBIL 20 μmol/L,ALB 28.5 g/L(1分);BUN 10.2 mmol/L,SCr 60 μmol/L(1分);K 4.35 mmol/L,Na 135 mmol/L,Cl 99 mmol/L(1分)。

(3) 大便常规。(3分)

(4) 凝血功能:正常。(2分)

(5) 免疫组合:甲戊肝抗体、丙肝抗体、乙肝五项均无异常。(2分)

(6) 心电图:窦性心动过速。(1分)

(7) 腹部B超:肝胆胰脾及腹腔腹膜后未见明显异常(2分),门脾静脉正常(2分)。

(8) 胃镜:十二指肠球部前壁见一约2.0 cm大小溃疡,表面见血凝块附着,周边覆白苔,观察无活动性出血(Forrest 分型 Ⅱb)。(3分)

6. 作为接诊医生,需进行的主要处置是什么?还需要做哪项检查了解溃疡出血病因?（15分）

(1) 禁食水。(2分)

（2）生命体征监测、吸氧。（2分）

（3）抑酸。（2分）

（4）补液、扩容。（2分）

（5）必要时输注红细胞。（2分）

（6）密切观察患者有无呕血、黑便。（2分）

（7）还需完善的检查：完善幽门螺旋杆菌相关检查（^{14}C-呼气试验或 HP-Ab）。（3分）

7. 患者 2 天后突然出现呕鲜红色液体约 500 mL，伴心悸、出汗，血压低至 70/40 mmHg，下一步如何处理？（12分）

（1）加强补液、扩容。（3分）

（2）输注红细胞。（3分）

（3）必要时急诊胃镜下观察，情况许可内镜下止血。（3分）

（4）介入科或外科进一步治疗。（3分）

三、评分表

项 目		分值	得分
1. 病史补充（8分）	（1）诱因及服药史	2	
	（2）伴随症状	2	
	（3）诊治情况	2	
	（4）以往腹痛特点	8	
2. 初步诊断及病因（6分）	（1）上消化道出血	2	
	（2）病因：消化性溃疡（1分），胃癌（1分），肝硬化食管胃底静脉曲张（1分），急性胃黏膜病变（1分）	4	
3. 患者出血的病因（4分）	消化性溃疡	4	
4. 体格检查重点（25分）	（1）生命体征：T（1分），P（1分），R（1分），BP（1分）	4	
	（2）神志清楚，精神萎靡	1	
	（3）有无贫血貌、有无巩膜黄染、有无肝掌及蜘蛛痣	6	
	（4）有无浅表淋巴结肿大	2	
	（5）心肺听诊	2	
	（6）腹部查体：未见腹壁静脉曲张（1分），腹部平软（1分），上腹部压痛（1分），无反跳痛（1分），肝脾肋下未扪及（1分），肝肾区无叩痛（1分），墨菲征阴性（1分），麦氏点压痛阴性（1分），肠鸣音 6 次/分（1分），移动性浊音阴性（1分）	10	

项　目		分值	得分
5. 安排的辅助检查 (20分)	(1) 血常规	2	
	(2) 生化	3	
	(3) 大便常规	3	
	(4) 免疫组合	2	
	(5) 凝血象	2	
	(6) 心电图	1	
	(7) 腹部B超/CT(2分)、门脾静脉彩超(2分)	4	
	(8) 胃镜	3	
6. 主要处置及进一步检查(15分)	(1) 禁食水	2	
	(2) 生命体征监测、吸氧	2	
	(3) 抑酸	2	
	(4) 补液、扩容	2	
	(5) 必要时输注红细胞	2	
	(6) 密切观察患者有无呕血、黑便	2	
	(7) 完善幽门螺旋杆菌相关检查(^{14}C-呼气试验或 HP-AB)	3	
7. 患者2天后突然出现呕血,伴休克表现,下一步的处理(12分)	(1) 加强补液、扩容	3	
	(2) 输注红细胞	3	
	(3) 必要时急诊胃镜下观察,情况许可内镜下止血	3	
	(4) 介入科或外科进一步治疗	3	
表达简单、明了		5	
临床思维清晰		5	
总　　分		100	

考官签名：　　　　　　　　　　　　　　　　　日期：　　年　　月　　日

模 拟 题 3

一、考生版

考生版 1/4

　　患者,女,66岁,主因"腹胀30天,加重3天"入院。患者30天前无明显诱因下出现腹胀,开始为上腹胀,不伴恶心呕吐,无发热、腹痛、腹泻,自服胃药症状改善不佳,近3天腹胀明显,为全腹胀,伴恶心,有排便排气,近3日大便2～3次/天,黄色欠成形便,纳差明显,无眼黄、尿黄,门诊就诊B超提示:肝脏弥漫性病变,腹腔积液。病程中患者食欲明显降低,睡眠一般,近期体重无明显改变。否认高血压病、糖尿病病史。自诉3月前体检未发现特殊异常,否认肝炎病史。追问病史,2月前听别人介绍,说老年人需要活血化瘀,种植"土三七"并泡水喝近1个月。

1. 该患者目前的诊断首先应考虑?
2. 此病可能的病因有哪些?
3. 该患者体格检查时,你需要特别关注哪些情况?

查体:T 36.5 ℃,P 90 次/分,R 20 次/分,BP 124/76 mmHg,神志清楚,精神尚可,无贫血貌,巩膜无黄染,颈静脉无怒张,未见肝掌及蜘蛛痣,双肺呼吸音清,心率 90 次/分,腹部膨隆,腹部可见静脉显露,腹软,肝脾肋下未满意触及,全腹部无明显压痛及反跳痛,移动性浊音阳性,双下肢轻度浮肿。

4. 为明确诊断、评估病情,你计划安排的进一步检查有哪些?

相关辅助检查:

(1) 血常规:RBC $4.5×10^{12}$/L,WBC $2.8×10^9$/L,N% 75%,PLT $72×10^9$/L。

(2) 生化:转氨酶、肾功能、电解质、血糖正常,ALB 32 g/L,凝血象:正常。

(3) 尿常规、大便常规(一)。

(4) 免疫组合:正常(甲戊肝抗体、丙肝抗体、乙肝五项均无异常)。

(5) 抗核抗体(ANA)谱,自免肝全套:正常。

(6) 肿瘤标志物:CA125 45 U/mL,AFP、CA199、CEA 正常。

(7) 结核相关检查:PPD 试验阴性、结核分枝杆菌酶联免疫斑点检测(TB-SPOT)阴性、胸部 CT 基本正常。

(8) 全腹部 CT 平扫+增强:肝脏弥漫性改变,呈地图样,腹腔积液。

(9) 腹水:常规提示漏出液、生化白蛋白 12 g/L,培养(一)、ADA(一)、腹水找脱落细胞(一)。

5. 对此患者,你给出的肝硬化的病因是什么?
6. 肝硬化失代偿期的重要临床常见表现是门脉高压,提供两个实验室或影像学检查提示门脉高压的指标。(回答 2 个即可)

7. 患者进食较少,住院后一直未解大便,住院后第 3 天,患者出现神智淡漠,睡眠倒错,初步考虑是什么? 处于哪一期? 需立即进行哪些处置?

二、考官版

患者,女,66 岁,主因"腹胀 30 天,加重 3 天"入院。患者 30 天前无明显诱因下出现腹胀,开始为上腹胀,不伴恶心呕吐,无发热、腹痛、腹泻,自服胃药症状改善不佳,近 3 天腹胀明显,为全腹胀,伴恶心,有排便排气,近 3 日大便 2~3 次/天,黄色欠成形便,纳差明显,无眼黄尿黄,门诊就诊 B 超提示:肝脏弥漫性病变,腹腔积液。病程中患者食欲明显降低,睡眠一般,近期体重无明显改变。否认高血压病、糖尿病病史。自诉 3 月前体检未发现特殊异常,否认肝炎病史。追问病史,2 月前听别人介绍,说老年人需要活血化瘀,种植"土三七"并泡水喝近 1 月。

1. 该患者目前的诊断首先应考虑? (6 分)

肝硬化失代偿期、腹腔积液。(回答"肝硬化失代偿期"即可)

2. 此病可能的病因有哪些? (10 分,答出 4 项得 10 分,3 项得 7 分,2 项得 5 分,1 项得 3 分)

肝炎病毒,酒精,药物,遗传代谢疾病,胆汁淤积,循环障碍,寄生虫感染。

3. 该患者体格检查时,你需要特别关注哪些情况? (21 分)

(1) 生命体征:T 36.5 ℃(1 分),P 90 次/分(1 分),R 20 次/分(1 分),BP 124/76 mmHg(1 分)。

(2) 神志清楚,精神尚可。(1 分)

(3) 无贫血貌,巩膜无黄染。(2 分)

(4) 未见肝掌及蜘蛛痣。(2 分)

(5) 颈静脉无怒张。(2 分)

(6) 心脏听诊。(1 分)

(7) 肺部听诊。(1 分)

(8) 腹部膨隆(1 分),腹部可见静脉显露(1 分)。

(9) 腹软,肝脾肋下未满意触及。(1 分)

(10) 全腹部无明显压痛及反跳痛。(1 分)

(11) 移动性浊音阳性。(2 分)

(12) 肠鸣音不亢。(1 分)

(13) 双下肢轻度浮肿。(1 分)

4. 为明确诊断、评估病情,你计划安排的进一步检查有哪些?(26分)

(1) 血常规:RBC 4.51×10^{12}/L,WBC 2.82×10^9/L,N% 75%,PLT 72×10^9/L。(2分)

(2) 生化:肝肾功能、电解质。(2分)

(3) 凝血象:正常。(2分)

(4) 尿常规(一)。(1分)

(5) 大便常规(一)。(1分)

(6) 免疫组合:正常(甲戊肝抗体、丙肝抗体、乙肝五项均无异常)。(2分)

(7) ANA谱,自免肝全套:正常。(2分)

(8) 肿瘤标志物:CA125 45 U/mL,AFP、CA199、CEA正常。(1分)

(9) 结核相关检查:PPD试验、TB-SPOT、肺部CT。(3分)

(10) 全腹部CT平扫+增强:肝脏弥漫性改变,呈地图样,腹腔积液。(3分)

(11) 腹水常规提示:漏出液,腹水生化(ALB 12 g/L)(2分),培养(一)(1分),ADA(一)(1分),腹水找脱落细胞(1分)。

(12) 肝脏穿刺病理检查。(2分)

5. 对此患者,你给出的肝硬化的病因是什么?(6分)

药物影响,"土三七"引起的肝小静脉闭塞综合征。

6. 肝硬化失代偿期的重要临床常见表现是门脉高压,提供两个实验室或影像学检查提示门脉高压的指标(回答两个即可)。(6分)

(1) 腹部超声门静脉主干内径>13 mm,脾静脉内径>8 mm。

(2) 血清腹腔积液清蛋白梯度(SAAG)≥11 g。

(3) 胃镜或CT提示食管胃底静脉曲张。

(4) 腹腔积液。

7. 患者进食较少,住院后一直未解大便,住院后第3天,患者出现神智淡漠,睡眠倒错,初步考虑是什么?处于哪一期?需立即进行哪些处置?(15分)

(1) 初步考虑:肝性脑病(5分),前驱期(2分)。

(2) 需进行下列处置:

① 生命体征监测。(2分)

② 查体:扑翼样震颤。(2分)

③ 急查血氨、电解质、肝功能、凝血象。(2分)

④ 予以乳果糖应用,注意电解质情况,药物促进氨代谢。(2分)

三、评分表

项　　　目		分值	得分
1. 目前的诊断首先应考虑的原因（6分）	肝硬化失代偿期、腹腔积液（回答"肝硬化失代偿期"即可）	6	
2. 此病可能的病因（10分，答出4项得10分，3项得7分，2项得5分，1项得3分）	肝炎病毒，酒精，药物，遗传代谢疾病，胆汁淤积，循环障碍，寄生虫感染	10	
3. 体格检查重点（21分）	（1）生命体征：T（1分），P（1分），R（1分），BP（1分）	4	
	（2）神志清楚，精神尚可	1	
	（3）无贫血貌，巩膜无黄染	2	
	（4）未见肝掌及蜘蛛痣	2	
	（5）颈静脉无怒张	2	
	（6）双肺听诊	1	
	（7）心脏听诊	1	
	（8）腹部外形，有无腹壁静脉曲张	2	
	（9）腹软，肝脾肋下未满意触及	1	
	（10）全腹部无明显压痛及反跳痛	1	
	（11）移动性浊音阳性	2	
	（12）肠鸣音不亢	1	
	（13）双下肢轻度浮肿	1	
4. 安排的辅助检查（26分）	（1）血常规	2	
	（2）生化	2	
	（3）凝血象	2	
	（4）尿常规、大便常规	2	
	（5）免疫组合（甲戊肝抗体、丙肝抗体、乙肝五项）	2	
	（6）ANA谱、自免肝抗体	2	
	（7）肿瘤标志物	1	
	（8）结核相关检查（PPD、TB-SPOT、胸部CT）	3	
	（9）腹部增强CT	3	
	（10）腹水相关检查：腹水常规（2分）、培养（1分）、ADA（1分）、找脱落细胞（1分）	5	
	（11）肝脏穿刺	2	

项　　目		分值	得分
5. 该患者肝硬化的病因(6分)	药物影响,"土三七"引起的肝小静脉闭塞综合症	6	
6. 提供两个实验室或影像学检查提示门脉高压的指标(6分,回答两个即可得6分,回答一个得3分)	(1) 腹部超声门静脉主干内径>13 mm,脾静脉内径>8 mm (2) 血清腹腔积液清蛋白梯度(SAAG)≥11 g (3) 胃镜或CT提示食管胃底静脉曲张 (4) 腹腔积液	6	
7. 患者出现神智淡漠,睡眠倒错,初步考虑是什么,处于哪一期,需立即进行的处置(15分)	肝性脑病(5分),前驱期(2分)	7	
	处置:(1) 生命体征监测	2	
	(2) 查体:扑翼样震颤	2	
	(3) 急查血氨、电解质、肝功能、凝血象	2	
	(4) 予以乳果糖应用,注意电解质情况,药物促进氨代谢	2	
表达简单、明了		5	
临床思维清晰		5	
总　　分		100	

考官签名:　　　　　　　　　　　　　　　　日期:　　　年　　月　　日

模 拟 题 4

一、考生版

考生版 1/5

　　患者,男,20岁,主因"腹痛腹泻1年,加重1月伴消瘦"就诊。患者1年前开始出现腹痛,腹痛主要位于脐周,阵发性,疼痛程度较轻,每次持续时间数分钟至数小时不等,餐后加重,同时伴有腹泻,每日大便2~4次,不成形,不含黏液脓血。近1月腹痛加重,伴有腹胀,有时呈绞痛,疼痛时腹部可触及包块,排气后好转,伴有纳差,体重下降,近1月体重减轻约5 kg,无发热、盗汗。门诊腹腔B超提示部分小肠管壁增厚。平素有反复出现口腔溃疡,有肛瘘手术史。

　　1. 请说出该患者腹痛腹泻的可能原因?
　　2. 最可能的诊断是什么?

3. 为明确诊断及治疗,在病史采集方面还需要重点关注的点有哪些?

患者否认关节痛及皮疹,有肛瘘手术史,然愈合欠佳,反复发作,未就反复腹痛腹泻就诊,亦未行消化道影像及内镜检查,否认既往结核感染病史。

4. 患者初步诊断考虑克罗恩病,体格检查方面需重点关注哪些方面支持诊断及鉴别诊断?

查体:T 36.5 ℃,P 75 次/分,R 18 次/分,BP 121/75 mmHg,神志清楚,精神尚可,体型消瘦,无贫血面容,巩膜无黄染,右侧颊部见口腔溃疡,无皮疹,无关节肿胀,浅表淋巴结未触及肿大,双肺呼吸音清,心率 75 次/分,腹软,腹部无压痛及反跳痛,右下腹部包块,肝脾肋下未触及,肠鸣音 5 次/分,肛周可见皮赘,无流脓流液,无触痛,无红肿。

5. 为明确诊断并评估病情,你计划安排的实验室及辅助检查有哪些?

检查结果反馈:

(1) 血常规:WBC 6.57×10^9/L,Hb 102 g/L,PLT 379×10^9/L。

(2) CRP 32 mg/L,ESR 25 mm/h。

(3) 生化:转氨酶、肾功能、电解质、血糖正常,ALB 30 g/L。

(4) 免疫组合:阴性;TORCH:阴性。

(5) 风湿相关指标:ANA 谱,血管炎相关抗体(−)。

(6) 大便常规+隐血:OB(+);大便钙卫蛋白:175 μg/g(正常<15 μg/g)。

(7) 大便培养+药敏:阴性。

(8) 大便菌群分析:革兰阴性杆菌 75%,革兰阳性球菌 5%,革兰阳性杆菌 20%。

(9) 结核相关检查:PPD 试验阴性;γ 干扰素试验阴性;胸部 CT 平扫未见活动性病变。

(10) 肠镜下见:节段性/纵行溃疡,卵石征。

(11) 病理见:非干酪样肉芽肿。

(12) 小肠增强 CT:回肠、回盲部及部分结肠见多节段、不对称、黏膜强化、系膜血管增生(呈梳齿征)。

(13) 盆底磁共振:肛周未见瘘管及脓肿征象。

6. 克罗恩病的治疗目标是什么?

7. 克罗恩病的治疗措施有哪些?

8. 克罗恩病的主要治疗药物有哪些?

二、考官版

患者,男,20岁,主因"腹痛腹泻1年,加重1月伴消瘦"就诊。患者1年前开始出现腹痛,腹痛主要位于脐周,阵发性,疼痛程度较轻,每次持续时间数分钟至数小时不等,餐后加重,同时伴有腹泻,每日大便2~4次,不成形,不含黏液脓血。近1月腹痛加重,伴有腹胀,有时呈绞痛,疼痛时腹部可触及包块,排气后好转,伴有纳差,体重下降,近1月体重减轻约5 kg,无发热、盗汗。门诊腹腔B超提示部分小肠管壁增厚,平素有反复出现口腔溃疡,有肛瘘手术史。

1. 请说出该患者腹痛腹泻的可能原因(至少4种)。(10分,答对1种得3分,最多得10分)

克罗恩病、溃疡性结肠炎、感染性肠炎、肠易激综合征、肠结核、肠淋巴瘤。

2. 最可能的诊断是什么?(10分)

克罗恩病。

3. 为协助诊断及鉴别诊断,在病史采集方面还需要重点关注的点有哪些?(8分)

(1) 既往有无结核病史及结核接触史。(2分)

(2) 有无关节痛及皮疹。(2分)

(3) 肛周手术史及愈合情况。(2分)

(4) 既往就诊过程,用药史及有无行消化道影像学或内镜检查。(2分)

4. 体格检查方面需重点关注哪些方面?(20分)

(1) 生命体征:T 36.5 ℃(1分),P 75 次/分(1分),R 18 次/分(1分),BP 121/75 mmHg (1分)。

(2) 体型消瘦。(1分)

(3) 有无贫血面容,巩膜有无黄染。(2分)

(4) 浅表淋巴结未触及肿大。(1分)

(5) 双肺听诊。(1分)

(6) 心脏听诊。(1分)

(7) 腹部查体:腹软(1分),腹部无压痛及反跳痛(1分),右下腹可及2×3 cm包块 (1分),肝脾肋下未触及(1分),肠鸣音5次/分(1分)。

（8）肛周：有无皮赘、流脓流液、触痛、红肿/手术疤痕。（2分）

（9）肠外表现：右侧颊部见口腔溃疡（1分），无皮疹（1分），无关节肿胀（1分）。

5. 为明确诊断并评估病情，你计划安排的实验室及辅助检查有哪些？（19分）

（1）血常规：WBC 6.57×10^9/L，Hb 102 g/L，PLT 379×10^9/L。（1分）

（2）CRP 32 mg/L（1分）；ESR 25 mm/h（1分）。

（3）生化：转氨酶、肾功能、电解质、血糖正常，ALB 30 g/L。（1分）

（4）免疫组合：甲戊肝抗体、丙肝抗体、乙肝五项均无异常（1分）；TORCH 阴性（1分）。

（5）风湿相关指标：ANA 谱、血管炎相关抗体（一）。（2分）

（6）大便常规＋隐血：OB（＋）（1分）；大便钙卫蛋白：175 μg/g（正常<15 μg/g）（1分）。

（7）大便培养＋药敏：阴性。（1分）

（8）大便菌群分析：革兰阴性杆菌75%，革兰阳性球菌5%，革兰阳性杆菌20%。（1分）

（9）结核相关检查：PPD 试验 阴性（1分），胸部 CT 平扫未见活动性病变（1分）。

（10）肠镜下见：节段性/纵行溃疡（1分），卵石征（1分）。

（11）病理见：非干酪样肉芽肿。（1分）

（12）小肠增强 CT：回肠、回盲部及部分结肠见多节段、不对称、黏膜强化、系膜血管增生（呈梳齿征）。（1分）

（13）盆底磁共振：肛周未见瘘管及脓肿征象。（1分）

6. 克罗恩病的治疗目标是什么？（9分）

（1）诱导和维持缓解。（3分）

（2）预防并发症。（3分）

（3）改善生存质量。（3分）

7. 克罗恩病的治疗措施有哪些？（6分）

（1）药物治疗。（2分）

（2）肠内营养。（2分）

（3）手术。（2分）

8. 克罗恩病的主要治疗药物有哪些？（8分）

（1）5-氨基水杨酸类。（2分）

（2）糖皮质激素。（2分）

（3）免疫抑制剂。（2分）

（4）生物制剂。（2分）

三、评分表

项　目		分值	得分
1. 请说出该患者腹痛腹泻的可能原因（至少 4 种）（10 分，答对 1 种得 3 分，最多得 10 分）	克罗恩病、溃疡性结肠炎、感染性肠炎、肠易激综合征、肠结核、肠淋巴瘤	10	
2. 最可能的诊断（10 分）	克罗恩病	10	
3. 问诊还需要关注的重点（8 分）	(1) 既往有无结核病史及结核接触史	2	
	(2) 有无关节痛及皮疹	2	
	(3) 肛周手术史及愈合情况	2	
	(4) 用药史及有无行消化道影像学或内镜检查	2	
4. 体格检查重点（20 分）	(5) 生命体征(4 分)，体型(1 分)，有无贫血面容(1 分)，巩膜有无黄染(1 分)	7	
	(6) 浅表淋巴结触诊	1	
	(7) 肺部听诊	1	
	(8) 心脏听诊	1	
	(9) 腹部查体：腹软(1 分)，腹部无压痛及反跳痛(1 分)未触及腹部包块(1 分)，肝脾肋下未触及(1 分)，肠鸣音 5 次/分(1 分)	5	
	(10) 肛周(皮赘、流脓、触痛、无红肿/手术疤痕)	2	
	(11) 肠外表现：右侧颊部见口腔溃疡(1 分)，无皮疹(1 分)，无关节肿胀(1 分)	3	
5. 安排的辅助检查（19 分）	(1) 血常规	1	
	(2) 生化	1	
	(3) CRP(1 分)，ESR(1 分)	2	
	(4) 免疫组合	1	
	(5) TORCH	1	
	(6) ANA 谱(1 分)，血管炎相关抗体(1 分)	2	
	(7) 大便常规＋隐血(1 分)，大便钙卫蛋白(1 分)，大便培养＋药敏(1 分)，大便菌群分析(1 分)	4	
	(8) 结核相关检查：PPD 试验(1 分)，胸部 CT 平扫(1 分)	2	
	(9) 肠镜：节段性/纵行溃疡(1 分)，卵石征(1 分)	2	
	(10) 病理：非干酪样肉芽肿	1	
	(11) 小肠增强 CT	1	
	(12) 盆底磁共振	1	

项　　目		分值	得分
6. 治疗目标(9分)	(1) 诱导和维持缓解	3	
	(2) 预防并发症	3	
	(3) 改善生存质量	3	
7. 治疗方式(6分)	(1) 药物	2	
	(2) 肠内营养	2	
	(3) 手术	2	
8. 主要药物(8分)	(1) 5-氨基水杨酸类	2	
	(2) 糖皮质激素	2	
	(3) 免疫抑制剂	2	
	(4) 生物制剂	2	
表达简单、明了		5	
临床思维清晰		5	
总　　分		100	

考官签名：　　　　　　　　　　　　　　　　日期：　　年　　月　　日

第五节　泌尿系统模拟题

模 拟 题 1

一、考生版

考生版 1/4

患者,女,32岁。主因"反复水肿2月,加重1周"就诊。患者2月前无明显诱因下出现双下肢水肿,晨轻暮重,休息后可减轻,未予重视。近1周来水肿进行性加重,渐开始出现颜面部及上肢水肿,尿量较前明显减少,外院门诊尿常规尿蛋白3＋,遂就诊于我院门诊。自发病以来,患者饮食睡眠一般,大便正常,小便泡沫增多,无腰痛及肉眼血尿,无尿频尿急尿痛,无口腔溃疡及脱发,无皮疹及关节痛,体重增加5 kg。既往史:否认肝炎、结核、高血压、糖尿病等疾病史。

1. 请列出水肿常见原因。

2. 该患者最有可能的诊断是什么？

查体：T 36.5 ℃，P 80 次/分，R 18 次/分，BP 150/90 mmHg。神志清楚，精神良好，皮肤黏膜无黄染及紫癜，眼睑及颜面部水肿，口唇无发绀，颈静脉无怒张，双肺呼吸音清，未闻及明显干湿性啰音，心率 75 次/分，律齐，腹平软，肝脾肋下未触及，双肾区叩痛阴性，双下肢中度水肿。

辅助检查：
(1) 血常规：WBC 7.55×10^9/L，Hb 125 g/L，PLT 150×10^9/L。
(2) 生化：ALT 25 U/L，AST 28 U/L，ALB 19 g/L，BUN 6.5 mmol/L，SCr 85 μmol/L，K 3.8 mmol/L。
(3) 血脂：总胆固醇 9.3 mmol/L，甘油三酯 2.4 mmol/L。
(4) 尿常规：尿红细胞 0 个/μL，尿白细胞 7 个/μL，尿蛋白 3+。
(5) 尿五蛋白：尿微量白蛋白 3250 mg/L，尿免疫球蛋白 G 183 mg/L，尿转铁蛋白 133 mg/L，尿 α_1 微球蛋白 15.7 mg/L，尿 β_2 微球蛋白 0.49 mg/L。
(6) 24 小时尿蛋白定量：4420 mg/24 h。
(7) 泌尿系彩超：双肾大小形态正常，皮髓质结构清晰。

3. 该患者目前诊断肾病综合征，为明确有无继发性病因，患者下一步还需做哪些检查？
4. 该患者排除继发性因素后，下一步确诊需做何检查？

进一步检查：免疫球蛋白＋补体、ANA 谱、血管炎五项、甲状腺功能、肿瘤标志物、血尿轻链、免疫组合、肺部 CT、肝胆胰脾腹腔腹膜后 B 超均未见异常。

肾脏病理：光镜下可见肾小球弥漫性病变，基底膜明显增厚，有钉突形成，免疫荧光可见 IgG 和 C3 细颗粒状沿肾小球毛细血管壁沉积。

5. 该患者目前诊断什么？
6. 作为床位医生，该患者目前需进行的主要治疗是什么？

患者住院第 7 天突然出现胸闷，无明显胸痛，无咳嗽咯血，心电监护：SpO_2 88％，BP 139/86 mmHg，心率 102 次/分，R 22 次/分。

7. 该患者目前胸闷最可能的原因是什么?

8. 需要完善哪些检查及进行哪些处置?

二、考官版

患者,女,32岁。因"反复水肿2月,加重1周"就诊。患者2月前无明显诱因下出现双下肢水肿,晨轻暮重,休息后可减轻,未予重视。近1周来水肿进行性加重,渐开始出现颜面部及上肢水肿,尿量较前明显减少,外院门诊尿常规尿蛋白3+,遂就诊于我院门诊。自发病以来,患者饮食睡眠一般,大便正常,小便泡沫增多,无腰痛及肉眼血尿,无尿频尿急尿痛,无口腔溃疡及脱发,无皮疹及关节痛,体重增加5 kg。既往史:否认肝炎、结核、高血压、糖尿病等疾病史。

1. 请说出水肿常见原因?(8分)

(1) 心源性。(2分)

(2) 肝源性。(2分)

(3) 肾源性。(2分)

(4) 其他原因,如黏液性水肿、药物性水肿、特发性水肿等。(2分)

2. 该患者最有可能的诊断是什么?(6分)

肾病综合征。

3. 该患者目前诊断肾病综合征,为明确有无继发性病因,患者下一步还需做哪些检查?(注:主要排除有无风湿系统、甲状腺疾病、肝炎、肿瘤、血液系统等常见继发性肾脏损害因素)(14分)

(1) 免疫球蛋白+补体。(1分)

(2) ANA谱。(2分)

(3) 血管炎五项。(1分)

(4) 甲状腺功能。(1分)

(5) 肿瘤标志物。(2分)

(6) 血尿轻链。(2分)

(7) 乙肝五项+丙肝抗体。(1分)

(8) 胸部CT。(2分)

(9) 肝胆胰脾腹腔腹膜后盆腔B超。(2分)

4. 该患者排除继发性因素后,下一步确诊需做哪些检查?(6分)

肾活检/肾穿刺。

5. 该患者目前诊断什么?(6分)

膜性肾病。

6. 作为床位医生,该患者目前需进行的主要治疗是?(22分)

(1) 低盐低脂优质蛋白饮食。(2分)

(2) 降压。(2分)

(3) 降脂/调脂。(2分)

(4) 抗凝治疗。(4分)

(5) 抑制免疫炎症:糖皮质激素联合免疫抑制剂。(6分,只答其中一项得3分)

(6) 对症治疗:扩容利尿消肿。(4分)

(7) 维持内环境稳定。(2分)

7. 该患者目前胸闷最可能的原因是什么?(6分)

肺栓塞。

8. 需要立即完善哪些检查及进行哪些处置?(22分)

(1) 完善心电图。(2分)

(2) 血气分析。(2分)

(3) 凝血功能+D-二聚体。(2分)

(4) 肺动脉CTA。(2分)

(5) 心脏彩超。(2分)

(6) 检查明确血栓情况:加强抗凝。(6分)

(7) 评估肺栓塞危险分层评估溶栓指征。(6分)

三、评分表

考号: 姓名:

项　　目		分值	得分
1. 水肿常见原因 (8分)	(1) 心源性	2	
	(2) 肝源性	2	
	(3)肾源性	2	
	(4) 其他原因如黏液性水肿、药物性水肿、特发性水肿等	2	
2. 最有可能的诊断 (6分)	肾病综合征	6	

项　目		分值	得分
3. 该患者目前诊断肾病综合征,为明确有无继发性病因,患者下一步还需做的检查(14 分)	(1) 免疫球蛋白＋补体	1	
	(2) ANA 谱	2	
	(3) 血管炎五项	1	
	(4) 甲状腺功能	1	
	(5) 肿瘤标志物	2	
	(6) 血尿轻链	2	
	(7) 免疫组合	1	
	(8) 胸部 CT	2	
	(9) 肝胆胰脾腹腔腹膜后盆腔 B 超	2	
4. 该患者排除继发性因素后,下一步确诊需做的检查(6 分)	肾活检/肾穿刺	6	
5. 该患者目前诊断(6 分)	膜性肾病	6	
6. 该患者目前需进行的主要治疗(22 分)	(1) 低盐优质蛋白饮食	2	
	(2) 降压	2	
	(3) 降脂/调脂	2	
	(4) 抗凝	4	
	(5) 抑制免疫炎症:糖皮质激素联合免疫抑制剂(只答其中一项得 3 分)	6	
	(6) 对症治疗:扩容利尿消肿	4	
	(7) 维持内环境稳定	2	
7. 该患者目前胸闷最可能的原因(6 分)	肺栓塞	6	
8. 需要立即完善的检查及进行处置(22 分)	(1) 心电图	2	
	(2) 血气分析	2	
	(3) 凝血功能＋D-二聚体	2	
	(4) 肺动脉 CTA	2	
	(5) 心脏彩超	2	
	(6) 加强抗凝	6	
	(7) 评估肺栓塞危险分层评估溶栓指征	6	
表达简单、明了		5	
临床思维清晰		5	
总　　分		100	

考官签名：　　　　　　　　　　　　　　　　　　日期：　　　年　　月　　日

模拟题 2

一、考生版

患者,女,30岁,主因"尿频,尿急,尿痛伴发热3天"就诊。患者3天前劳累后出现尿频、尿急、尿痛,伴有肉眼血尿、腰痛及发热,体温最高达39.8℃,发热前有明显畏寒、寒战,期间未服用抗生素,自服布洛芬缓释胶囊后体温下降,但随后体温再次反复,遂来我院门诊就诊。自发病以来,精神尚可,饮食稍差,尿量无明显减少。既往史:否认高血压、糖尿病、乙肝等病史。否认手术史。

1. 该患者最可能的诊断是什么?

2. 该病的易感因素有哪些?

3. 对该患者进行体格检查时,你需要特别关注的情况有哪些?

查体:T 39.5℃,P 100次/分,R 30次/分,BP 110/70 mmHg,急性面容,神志清楚,双肺呼吸音清,未闻及明显干湿性啰音,心率100次/分,律齐,心脏各瓣膜区未闻及明显病理性杂音,腹部平软,肝脾肋下未及,下腹部压痛,双肾区叩痛阳性,双下肢无水肿。

4. 为明确诊断并评估病情,你计划安排的辅助检查有哪些?

相关检查结果回报:

(1) 血常规:WBC 13.58×10⁹/L,N％ 93％,Hb 130 g/L,PLT 160×10⁹/L。

(2) 生化:ALT 22 U/L,AST 25 U/L,ALB 34 g/L,BUN 6.5 mmol/L,SCr 44 μmol/L,K 3.21 mmol/L,Na 130 mmol/L,Cl 92 mmol/L,Glu 5.1 mmol/L。

(3) 尿常规:白细胞满视野,白细胞酯酶3＋,亚硝酸盐阳性,尿蛋白2＋,红细胞10/HP。

(4) CRP 88 mg/L。

(5) ECG:窦性心动过速。

(6) 胸片:未见明显异常。

(7) 泌尿系彩超:双肾大小形态正常,双肾皮髓质结构清楚,未见明显结石及积水。输尿管及膀胱未见明显异常。

（8）尿培养：大肠埃希菌。

5. 患者诊断尿路感染的依据是什么？该疾病细菌学检查的诊断标准是什么？尿路感染鉴别诊断有哪些？

6. 根据以上相关检查结果，你需要做哪些处理？

7. 尿路感染的抗生素使用注意事项？

考生版 4/4

治疗3天后，患者体温恢复正常，临床症状消失，饮食较前明显好转。

8. 为了预防复发，你需要嘱患者哪些注意事项？

二、考官版

患者，女，30岁，主因"尿频，尿急，尿痛伴发热3天"就诊。患者3天前劳累后出现尿频、尿急、尿痛，伴有肉眼血尿、腰痛及发热，体温最高达39.8℃，发热前有明显畏寒、寒战，期间未服用抗生素，自服布洛芬缓释胶囊后体温可下降，但随后体温会再次反复，遂来我院门诊就诊。自发病以来精神尚可，饮食稍差，尿量无明显减少。既往史：否认高血压、糖尿病、乙肝等病史。否认手术史。

1. 该患者最可能的诊断是什么？（5分，答对其中一个即可）
尿路感染、急性肾盂肾炎、上尿路感染。

2. 尿路感染常见的易感因素有哪些？（9分）
（1）尿路梗阻。（1分）
（2）膀胱输尿管反流。（1分）
（3）机体免疫力低下。（1分）
（4）神经源性膀胱。（1分）
（5）妊娠。（1分）
（6）性别和性活动。（1分）
（7）医源性因素。（1分）
（8）泌尿系统结构异常。（1分）
（9）遗传因素。（1分）

3. 对该患者进行体格检查时,你需要特别关注的情况有哪些?(12分)

(1) 生命体征:T 39.5 ℃(1分),P 100 次/分(1分),R 30 次/分(1分),BP 110/70 mmHg(1分)。

(2) 神志清楚,急性面容。(1分)

(3) 肺部查体:双肺呼吸音清,未闻及明显干湿性啰音。(1分)

(4) 心脏查体:心率 100 次/分,律齐。(1分)

(5) 腹部查体:腹平软,肝脾肋下未触及(1分),下腹部压痛(1分),双肾区叩击痛(2分)。

(6) 双下肢:双下肢不肿。(1分)

4. 为明确诊断并评估病情,你计划安排的辅助检查有哪些?(16分)

(1) 血常规:WBC 13.58×10^9/L,N% 93%,Hb 130 g/L,PLT 160×10^9/L。(2分)

(2) 生化:ALT 22 U/L,AST 25 U/L,ALB 34 g/L,BUN6.5 mmol/L,SCr 44 μmol/L,K 3.21 mmol/L,Na 130 mmol/L,Cl 92 mmol/L. Glu 5.1 mmol/L。(2分)

(3) 尿常规:白细胞满视野,白细胞酯酶 3+,亚硝酸盐阳性,尿蛋白 2+,红细胞 10/HP。(2分)

(4) CRP 88 mg/L。(2分)

(5) ECG:窦性心动过速。(1分)

(6) 胸片:未见明显异常。(2分)

(7) 泌尿系彩超:双肾大小形态正常,双肾皮髓质结构清楚,未见明显结石及积水,输尿管及膀胱未见明显异常。(2分)

(8) 尿培养+药敏:大肠埃希菌。(3分)

5. 患者诊断尿路感染的依据是什么? 该疾病细菌学检查的诊断标准是什么? 尿路感染鉴别诊断有哪些?(22分)

(1) 诊断依据:

① 有尿频、尿急、尿痛等尿路刺激症状,有发热、腰痛等全身症状。(4分)

② 查体:体温 39.5 ℃,下腹部压痛,双肾区叩痛。(3分)。

③ 血象及 CRP 明显升高,尿常规及尿培养提示细菌感染。(3分)

(2) 诊断标准:

① 涂片细菌检查:未离心新鲜中段尿沉渣涂片,平均每个高倍镜视野下可见 1 个以上细菌,提示尿路感染。(1分)

② 细菌培养:可采用清洁中段尿、导尿及膀胱穿刺尿做细菌培养。细菌培养菌落数≥10^5 CFU/mL,为有意义菌尿。耻骨上膀胱穿刺尿细菌定性培养有细菌生长,即为真性菌尿。(2分)

③ 硝酸盐还原试验:大肠埃希菌等革兰阴性细菌含硝酸盐还原酶,可使尿中的硝酸盐

还原为亚硝酸盐,此法对诊断尿路感染有很高的特异性,但敏感性较差。(2分)

④ 白细胞酯酶试验:中性粒细胞可产生白细胞酯酶,该试验检测尿中是否存在中性粒细胞,包括已被破坏的中性粒细胞。(1分)

(3) 尿路感染鉴别诊断:

① 急性尿道综合征:主要表现为下尿路的刺激症状。(2分)

② 肾结核。(2分)

③ 慢性肾小球肾炎:多为双侧肾脏受累,且肾小球功能受损较肾小管功能受损突出,无明显尿路刺激症状,细菌性检查阴性。(2分)

6. 根据以上相关检查结果,你需要做哪些处理?(8分)

(1) 一般治疗:急性期注意休息,多饮水勤排尿,积极寻找病因,及时去除诱发因素。(3分)

(2) 抗感染治疗:无病原学结果前,首选对革兰阴性杆菌有效的抗生素,治疗3天无改善,按药敏结果调整用药,完成2周疗程。(4分)

(3) 其他治疗:纠正低钾血症、低钠血症。(1分)

7. 尿路感染抗生素使用注意事项。(10分)

(1) 根据尿路感染的位置,是否存在复杂尿感的因素选择抗生素的种类、剂量及疗程。(2分)

(2) 选用致病菌敏感的抗生素。(2分)

(3) 选择在膀胱和肾内浓度较高的抗生素。(2分)

(4) 选用肾毒性小、副作用少的抗生素。(2分)

(5) 单一药物治疗失败、严重感染、混合感染、耐药菌株出现时应联合用药。(2分)

治疗3天后,患者体温恢复正常,临床症状消失,饮食较前明显好转。

8. 为预防复发,你需要嘱患者哪些注意事项?(8分)

(1) 鼓励患者多饮水,勤排尿,清淡饮食,注意休息。(2分)

(2) 尽量避免使用尿路器械。(2分)

(3) 注意会阴部保持清洁。(2分)

(4) 避免长时间憋尿。(2分)

三、评分表

项　　目		分值	得分
1. 该疾病最可能的诊断(5分)	尿路感染/急性肾盂肾炎/上尿路感染(答对其中一个即可)	5	
2. 尿路感染易感因素(9分)	(1) 尿路梗阻	1	
	(2) 膀胱输尿管反流	1	
	(3) 机体免疫力低下	1	
	(4) 神经源性膀胱	1	
	(5) 妊娠	1	
	(6) 性别和性活动	1	
	(7) 医源性因素	1	
	(8) 泌尿系统结构异常	1	
	(9) 遗传因素	1	
3. 体格检查重点(12分)	(1) 生命体征：T(1分)，P(1分)，R(1分)，BP(1分)	4	
	(2) 神志清楚,急性面容	1	
	(3) 双肺呼吸音清	1	
	(4) 心率100次/分,律齐	1	
	(5) 腹软,肝脾肋下未及(1分),下腹部压痛,无反跳痛(1分),双肾区叩痛(2分)	4	
	(6) 双下肢不肿	1	
4. 安排的辅助检查(16分)	(1) 血常规	2	
	(2) 生化	2	
	(3) CRP	2	
	(4) 尿常规	2	
	(5) 送检清洁中段尿培养＋药敏	3	
	(6) ECG	1	
	(7) 胸片	2	
	(8) 泌尿系彩超检查	2	

项　目			分值	得分
5. 诊断与鉴别诊断（22分）	诊断依据（10分）	(1) 有尿频、尿急、尿痛等尿路刺激症状	2	
		(2) 有发热、腰痛等全身症状	2	
		(3) 体温 39.5 ℃,下腹部压痛,双肾区叩击痛	3	
		(4) 血象及 CRP 明显升高,尿常规及尿培养提示细菌感染	3	
	细菌学检查的诊断标准（6分）	(1) 涂片细菌检查:未离心新鲜中段尿沉渣涂片,平均每个高倍镜视野下可见 1 个以上细菌	1	
		(2) 细菌培养:可采用清洁中段尿、导尿及膀胱穿刺尿做细菌培养。细菌培养菌落数≥10^5 CFU/mL	2	
		(3) 硝酸盐还原试验	2	
		(4) 白细胞酯酶试验	1	
	鉴别诊断（6分）	(1) 急性尿道综合征	2	
		(2) 肾结核	2	
		(3) 慢性肾小球肾炎	2	
6. 根据以上相关检查,你需要做的处理（8分）		(1) 一般治疗:急性期注意休息,多饮水勤排尿,积极寻找病因,及时去除诱发因素	3	
		(2) 无病原学结果前,首选革兰氏阴性杆菌有效的抗生素,治疗 3 天无改善,可根据药物敏感试验调整抗生素,完成 2 周疗程	4	
		(3) 其他治疗:纠正低钾血症、低钠血症	1	
7. 尿路感染抗生素使用注意事项（10分）		(1) 根据尿路感染的位置,是否存在复杂尿感的因素选择抗生素的种类、剂量及疗程	2	
		(2) 选用致病菌敏感的抗生素	2	
		(3) 选择在膀胱和肾内浓度较高的抗生素	2	
		(4) 选用肾毒性小、副作用少的抗生素	2	
		(5) 单一药物治疗失败、严重感染、混合感染、耐药菌株出现时应联合用药	2	
8. 注意事项（8分）		(1) 鼓励患者多饮水,勤排尿,清淡饮食,注意休息	2	
		(2) 尽量避免使用尿路器械	2	
		(3) 注意会阴部保持清洁	2	
		(4) 避免长时间憋尿	2	
表达简单、明了			5	
临床思维清晰			5	
总　　分			100	

考官签名:　　　　　　　　　　　　　　　　　日期:　　　年　　月　　日

一、考生版

患者,女,35 岁。主因"肉眼血尿 10 余天"就诊。10 余天前患者受凉后出现流涕、咽痛不适,自觉有低热(体温未测量),次日出现肉眼血尿,尿色呈洗肉水样,为全程血尿,无血丝血凝块,无腰痛,无尿频尿急尿痛等伴随症状,且逐渐出现下肢水肿,自服"三九感冒灵"后流涕咽痛稍缓解,但肉眼血尿情况无改善。自发病以来,患者饮食睡眠一般,大便正常,泡沫尿,尿量较前有所减少(具体量不详),体重增加 3 kg。既往史:曾多次在"感冒"后出现肉眼血尿,一般持续 2~3 天后可尿色自行转清,未诊治。否认其他慢性病史及传染病史。

1. 请说出该患者血尿的原因有哪些?(至少 3 种)
2. 其中最有可能的原因是什么?

3. 该患者 IgA 肾病的确诊手段是什么?
4. 该患者促发 IgA 肾病的诱因是什么?
5. 对该患者进行体格检查时,你需要特别关注的情况有哪些?

查体:T 36.8 ℃,P 80 次/分,R 18 次/分,BP 150/95 mmHg,神志清楚,精神良好,皮肤黏膜无黄染及紫癜,口唇无发绀,咽红,扁桃体Ⅱ度肿大,无颈静脉怒张。双肺呼吸音清,未闻及明显干湿性啰音,心率 75 次/分,律齐,各瓣膜区未闻及杂音,腹平软,肝脾肋下未触及,双下肢对称性水肿。

6. 为明确诊断并评估病情,你计划安排的辅助检查有哪些?

患者检查结果回报:
(1) 血常规:WBC 10.55×10⁹/L,N% 86%,Hb 125 g/L,PLT 150×10⁹/L。
(2) CRP 30 mg/L。
(3) ASO 100 IU/mL。
(4) 生化:ALT 25 U/L,AST 28 U/L,ALB 25 g/L,BUN 6.5 mmol/L,SCr 85 μmol/L,K 3.8 mmol/L。

（5）血脂分析：总胆固醇 6.7 mmol/L，甘油三酯 2.4 mmol/L。

（6）尿常规：尿红细胞 3＋，红细胞计数 11800 个/μL，尿蛋白 2＋。

（7）24 小时尿蛋白定量：4500 mg/24 h。

（8）免疫球蛋白＋补体：IgA 6.5 g/L，IgG 10 g/L，IgM 2.0 g/L，C3 0.91 g/L，C4 0.2 g/L。

（9）ANA 谱：阴性。

（10）血管炎五项：阴性。

（11）免疫组合：甲戊肝抗体、丙肝抗体、乙肝五项均无异常。

（12）甲状腺功能：FT_3 6.5 pmol/L，FT_4 18.1 pmol/L，TSH 1.84 mIU/L。

（13）胸片：两肺未见活动性病变。

（14）泌尿系彩超：双肾大小形态正常，血供良好。

（15）肾脏穿刺活检病理：符合 IgA 肾病。

7. 作为接诊医生，需进行的主要处置有哪些？

考生版 5/5

治疗过程中患者突发剧烈的右侧腰痛，伴血尿加重，监测血 D-二聚体呈逐渐上升趋势。

8. 需要立即完善哪些检查及进行哪些处置？

二、考官版

患者，女，35 岁，因"肉眼血尿 10 余天"就诊。10 余天前患者受凉后出现流涕、咽痛不适，自觉有低热（体温未测量），次日出现肉眼血尿，尿色呈洗肉水样，为全程血尿，无血丝血凝块，无腰痛，无尿频尿急尿痛等伴随症状，且逐渐出现下肢水肿，自服"三九感冒灵"后流涕咽痛稍缓解，但肉眼血尿情况无改善。自发病以来，患者饮食睡眠一般，大便正常，泡沫尿，尿量较前有所减少（具体量不详），体重增加 3 kg。既往史：既往曾多次在"感冒"后出现肉眼血尿，一般持续 2～3 天后可尿色自行转清，未诊治。否认其他慢性病史及传染病史。

1. 请说出该患者血尿的可能原因。（8 分，答出 3 项得 8 分，2 项得 5 分，1 项得 3 分）

（1）IgA 肾病。

（2）急性链球菌感染后肾炎。

（3）尿路感染。

（4）泌尿系结石。

（5）Alport 综合征。

2. 其中最有可能的原因是什么？（3分）

IgA 肾病。

3. 该患者 IgA 肾病的确诊手段是什么？（3分）

肾穿刺活检。

4. 该患者促发 IgA 肾病的诱因是什么？（3分）

呼吸道感染。

5. 对该患者进行体格检查时，你需要特别关注的情况有哪些(24分)？

（1）生命体征：T 36.8 ℃(1分)，P 80 次/分(1分)，R 18 次/分(1分)，BP 150/95 mmHg (1分)。

（2）神志清楚。（1分）

（3）咽部及扁桃体查体：咽红（3分），扁桃体Ⅱ度肿大。（3分）

（4）肺部查体：双肺呼吸音清，未闻及明显干湿性啰音。（2分）

（5）心脏查体：心率 75 次/分，律齐，各瓣膜区未闻及杂音。（2分）

（6）腹部查体：腹平软，肝脾肋下未触及（2分）；双肾区无叩击痛（3分）。

（7）双下肢：双下肢轻度对称性可凹性水肿。（4分）

6. 为明确诊断并评估病情，你计划安排的辅助检查有哪些？（25分）

（1）血常规：WBC 10.55×10^9/L，N% 86%，Hb 125 g/L，PLT 150×10^9/L。（1分）

（2）CRP 30 mg/L。（1分）

（3）ASO 100 IU/mL。（1分）

（4）生化：ALT 25 U/L，AST 28 U/L，ALB 30 g/L（2分），BUN 6.5 mmol/L，SCr 85 μmol/L（2分），K 3.8 mmol/L。

（5）血脂分析：总胆固醇 6.7 mmol/L，甘油三酯 2.4 mmol/L。（1分）

（6）尿常规：尿红细胞 3+，红细胞计数 11800 个/μL，尿蛋白 2+。（2分）

（7）24 小时尿蛋白定量：4500 mg/24 h。（2分）

（8）免疫球蛋白+补体：IgA 6.5 g/L（2分），IgG 10 g/L，IgM 2.0 g/L，C3 0.91 g/L，C4 0.2 g/L（2分）。

（9）ANA 谱：阴性。（1分）

（10）血管炎五项：阴性。（1分）

（11）免疫组合：甲戊肝抗体、丙肝抗体、乙肝五项均无异常。（1分）

（12）甲状腺功能：FT_3 6.5 pmol/L，FT_4 18.1 pmol/L，TSH 1.84 mIU/L。（1分）

（13）胸片：两肺未见活动性病变。（1分）

（14）泌尿系彩超：双肾大小形态正常，血供良好。（1分）

（15）肾穿刺活检病理：符合 IgA 肾病。（3 分）

7. 作为接诊医生，需进行的主要处置有哪些？（16 分）

（1）抗感染：控制扁桃体炎症（2 分），选择无肾毒性抗生素（2 分）。

（2）降压：血压控制在 125/75 mmHg 以下（2 分），选用 ACEI/ARB（2 分）。

（3）减少蛋白尿：糖皮质激素抗炎。（4 分）

（4）酌情利尿消肿：袢利尿剂。（2 分）

（5）维持水电解质平衡。（2 分）

治疗过程中患者突发剧烈的右侧腰痛，伴血尿加重，监测血 D-二聚体呈逐渐上升趋势。

8. 需要立即完善哪些检查及进行哪些处置？（8 分）

（1）完善肾静脉彩超或肾静脉 CTV 检查明确有无肾静脉血栓形成。（3 分）

（2）抗凝：低分子肝素。（3 分）

（3）评估溶栓指征。（2 分）

三、评分表

考号： 姓名：

项目		分值	得分
1. 血尿原因（8 分，答出 3 种得 8 分，2 种得 5 分，1 种得 3 分）	IgA 肾病、急性链球菌感染后肾炎、尿路感染、泌尿系结石、Alport 综合征	8	
2. 血尿最可能的原因（3 分）	IgA 肾病	3	
3. IgA 肾病的确诊手段（3 分）	肾穿刺活检	3	
4. IgA 肾病的诱因（3 分）	呼吸道感染	3	
5. 体格检查重点（24 分）	（1）生命体征：T（1 分），P（1 分），R（1 分），BP（1 分）	4	
	（2）神志清楚	1	
	（3）咽部及扁桃体查体：咽红（3 分），扁桃体Ⅱ度肿大（3 分）	6	
	（4）肺部查体：双肺呼吸音清，未闻及明显干湿性啰音	2	
	（5）心脏查体：心率 75 次/分，律齐，各瓣膜区未闻及杂音	2	
	（6）腹部查体：腹平软，肝脾肋下未触及（2 分），双肾区无叩击痛（3 分）	5	
	（7）双下肢：轻度对称性可凹陷性水肿	4	

项 目		分值	得分
6. 安排的辅助检查 (25 分)	(1) 血常规	1	
	(2) CRP	1	
	(3) ASO	1	
	(4) 生化:肝功能(2分),肾功能(2分),血脂(1分)	5	
	(5) 尿常规	2	
	(6) 24 小时尿蛋白定量	2	
	(7) 免疫球蛋白＋补体:IgA(2分)和补体(2分)	4	
	(8) ANA 谱	1	
	(9) 血管炎五项	1	
	(10) 免疫组合(甲戊肝抗体、丙肝抗体、乙肝五项)	1	
	(11) 甲状腺功能	1	
	(12) 胸片	1	
	(13) 泌尿系彩超	1	
	(14) 肾穿刺活检病理	3	
7. 需进行的主要处置 (16 分)	(1) 抗感染:控制扁桃体炎症(2分),选择无肾毒性抗生素(2分)	4	
	(2) 降压:血压控制在 125/75 mmHg 以下(2分),选用 ACEI/ARB(2分)	4	
	(3) 减少蛋白尿:糖皮质激素抗炎	4	
	(4) 酌情利尿消肿:袢利尿剂	2	
	(5) 维持水电解质平衡	2	
8. 需立即进行的检查和处置(8 分)	(1) 完善肾静脉彩超或肾静脉 CTV 检查明确有无肾静脉血栓形成	3	
	(2) 抗凝:低分子肝素	3	
	(3) 评估溶栓指征	2	
表达简单、明了		5	
临床思维清晰		5	
总 分		100	

考官签名： 日期： 年 月 日

模拟题 4

一、考生版

考生版 1/5

患者,女,62 岁,主因"反复双下肢水肿半年,加重伴间断胸闷 1 周"就诊。半年余前患者无明显诱因反复出现双下肢水肿,同时有眼睑水肿,休息后可缓解,未予重视。1 周前患者劳累后出现水肿加重,休息后无明显缓解,伴间断胸闷不适,自诉尿量减少(具体不详),有泡沫尿,无发热,无胸痛,就诊社区医院,尿常规提示尿蛋白 3+。病程中饮食睡眠欠佳,大便正常,小便如上述。既往史:诊断"2 型糖尿病"20 余年,现皮下注射胰岛素控制血糖,未定期监测血糖;诊断诊断"高血压病"5 年,现口服缬沙坦控制血压,自诉血压控制尚可(具体不详);2 年前因"糖尿病眼病"行"激光治疗";否认冠心病等其他慢性病史,否认传染病史,否认长期饮酒史。

1. 请说出该患者水肿的原因有哪些?(至少 3 种)
2. 其中最有可能的原因是什么?

考生版 2/5

3. 从以上病史中患者倾向诊断糖尿病肾病的依据是什么?
4. 对该患者进行体格检查时,你需要特别关注的情况有哪些?

考生版 3/5

查体:T 36.4 ℃,P 90 次/分,R 18 次/分,BP 160/95 mmHg,神志清楚,精神一般,皮肤黏膜无黄染,未见瘀点瘀斑,无肝掌及蜘蛛痣,眼睑水肿,口唇无发绀,无颈静脉怒张。双肺呼吸音粗,未闻及明显干湿性啰音,心率 90 次/分,律齐,各瓣膜听诊区未及明显杂音,腹平软,肝脾肋下未触及,双下肢重度对称性凹陷性水肿。

5. 为明确诊断并评估病情,你计划安排的辅助检查有哪些?

考生版 4/5

患者检查结果:

(1) 血常规:WBC $8.12×10^9$/L,N% 58.2%,Hb 92 g/L,PLT $212×10^9$/L。

(2) 生化:ALT 32 U/L,AST 24.4 U/L,ALB 20 g/L,BUN 14.1 mmol/L,SCr 375.3 μmol/L,K 4.35 mmol/L,Glu 11.3 mmol/L。

(3) NT-proBNP:6667 pg/mL。

（4）DIC 全套：D-二聚体 1.48 μg/mL，纤维蛋白原 6.71 g/L，其余均为正常范围。

（5）糖化血红蛋白：10.1%。

（6）尿常规：尿蛋白 3+，尿红细胞 1+。

（7）24 小时尿蛋白定量：6.8 g/24 h。

（8）ANA 谱：阴性。

（9）血管炎五项：阴性。

（10）血、尿轻链：未见明显异常。

（11）免疫组合：甲戊肝、丙肝抗体、乙肝五项均未见异常。

（12）甲状腺功能：正常范围。

（13）胸片：两肺未见活动性病变，心脏扩大。

（14）ECG：窦性心律，ST-T 改变。

（15）腹部+泌尿系彩超：双肾大小正常范围，皮髓质分界不清，血供欠佳。

（16）心脏彩超：左房偏大，左室不大；肺动脉高压（轻度）；心包积液（少许）。

6. 该患者目前是否必须行肾活检明确诊断？为什么？（7 分）

7. 作为接诊医生，需进行的主要处置有哪些？（13 分）

考生版 5/5

治疗 3 天后患者尿量无明显增加，每日尿量 400～500 mL，水肿进一步加重，且胸闷症状较前加重，端坐呼吸，听诊双肺可闻及广泛湿啰音，心率 110 次/分，复查 SCr 升至600 μmol/L。

8. 需立即进行哪些处置？（15 分）

二、考官版

患者，女，62 岁，因"反复双下肢水肿半年余，加重伴间断胸闷 1 周"就诊。半年余前患者无明显诱因反复出现双下肢水肿，同时有眼睑水肿，休息后可缓解，未予重视。1 周前患者劳累后出现水肿加重，休息后无明显缓解，伴间断胸闷不适，自诉尿量减少（具体不详），有泡沫尿，无发热，无胸痛，就诊社区医院，尿常规示尿蛋白 3+。病程中饮食睡眠欠佳，大便正常，小便如上述。既往史：诊断"2 型糖尿病"20 余年，现口服降糖药物控制血糖，未定期监测血糖；诊断"高血压病"5 年，现口服缬沙坦控制血压，自诉血压控制尚可（具体不详）；2 年前因"糖尿病眼病"行"激光治疗"；否认冠心病等及其他慢性病史，否认传染病史，否认长期饮酒史。

1. 请说出该患者水肿的原因有哪些？（至少 3 种）（6 分，每项 2 分，答对 3 项即可）

（1）糖尿病肾病。

（2）高血压肾病。

（3）原发性肾病综合征。

（4）骨髓瘤肾病、肾淀粉样变等其他继发性肾病综合征。

（5）心力衰竭。

（6）肝脏疾病,如肝硬化、肝衰竭等。

2. 其中最有可能的原因是什么？（4分）

糖尿病肾病。

3. 从病史中倾向患者诊断糖尿病肾病的依据是什么？（5分）

（1）双下肢水肿。（1分）

（2）泡沫尿,尿蛋白3+。（1分）

（3）2型糖尿病病史20余年。（1分）

（4）有"糖尿病眼病"病史。（1分）

（5）否认冠心病及传染病病史。（1分）

4. 对该患者进行体格检查时,你需要特别关注的情况有哪些？（15分）

（1）生命体征:T 36.4 ℃(1分),P 90 次/分(1分),R 18 次/分(1分),BP 160/95 mmHg(1分)。

（2）神志清楚。（1分）

（3）皮肤黏膜:眼睑水肿(1分),口唇无发绀(1分)无肝掌及蜘蛛痣(1分)。

（4）颈静脉:无颈静脉怒张。（1分）

（5）肺部查体:双肺呼吸音粗,未闻及明显干湿性啰音。（1分）

（6）心脏查体:心率 90 次/分,律齐,各瓣膜听诊区未及明显杂音。（2分）

（7）腹部查体:腹平软,肝脾肋下未触及。（1分）

（8）双下肢:双下肢重度对称性凹陷性水肿。（2分）

5. 为明确诊断并评估病情,你计划安排的辅助检查有哪些？（26分）

（1）血常规:WBC 8.12×10^9/L,N% 58.2%,Hb 92 g/L,PLT 212×10^9/L。（2分）

（2）生化:ALT 32 U/L,AST 24.4 U/L,ALB 20 g/L(1分),BUN 14.1 mmol/L,SCr 375.3 μmol/L(1分),K 4.35 mmol/L(1分),Glu 11.3 mmol/L(1分)。

（3）NT-proBNP 6667 pg/mL。（2分）

（4）DIC 全套:D-二聚体 1.48 μg/mL,纤维蛋白原 6.71 g/L,其余均为正常范围。（1分）

（5）糖化血红蛋白:10.1%。（1分）

（6）尿常规:尿蛋白3+,尿红细胞1+。（1分）

（7）24 小时尿蛋白定量:6.8 g/24h。（2分）

（8）ANA 谱：阴性。（1分）

（9）血管炎五项：阴性。（1分）

（10）血、尿轻链：未见明显异常。（1分）

（11）免疫组合：甲戊肝、丙肝抗体、乙肝五项均为见异常。（1分）

（12）甲状腺功能：正常范围。（1分）

（13）胸片：两肺未见活动性病变，心脏扩大。（2分）

（14）ECG：窦性心律，ST-T 改变。（2分）

（15）腹部及泌尿系彩超：肝胆脾胰彩超未见异常；双肾大小正常范围，皮髓质分界不清，血供欠佳。（2分）

（16）心脏彩超：左房偏大，左室不大；肺动脉高压（轻度）；心包积液（少许）。（2分）

6. 该患者目前是否必须行肾活检明确诊断？为什么？（7分）

（1）否。（2分）

（2）如出现以下症状应考虑糖尿病合并其他慢性肾脏病，建议肾活检：① 无糖尿病视网膜病变（1分）；② 急性肾损伤（1分）；③ 短期内蛋白尿明显增加（1分）；④ 无高血压（1分）；⑤ 肾小球源性血尿（1分）。该患者无以上情况，故暂无需进行肾活检。

7. 作为接诊医生，需进行的主要处置有哪些？（13分）

（1）饮食治疗：已经合并肾功能不全，以优质蛋白为主。（1分）

（2）控制血糖：糖尿病肾病患者糖化血红蛋白应控制在7%左右（1分），停用口服降糖药物（1分），改用皮下注射胰岛素控制血糖（2分），注意监测血糖（1分）。

（3）控制血压：应将血压控制在130/80 mmHg 范围内（1分）；若肾功能持续恶化，建议缬沙坦减量或停用，改用其他降压药物（2分）。

（4）酌情利尿消肿：适当扩容利尿，可使用袢利尿剂。（2分）

（5）维持水电解质平衡。（2分）

8. 需立即进行哪些处置？（14分）

（1）吸氧，心电血压氧饱和度监测。（2分）

（2）复查血常规、肾功能、电解质、DIC 全套、NT-proBNP、心电图。（6分）

（3）药物治疗：扩冠、利尿、强心。（3分）

（4）急诊血液透析。（3分）

三、评分表

项 目		分值	得分
1. 水肿原因（6分，每项2分，答对3项即可）	糖尿病肾病；高血压肾病；原发性肾病综合征；骨髓瘤肾病及肾淀粉样变等其他继发性肾病综合征；心力衰竭；肝脏疾病，如肝硬化、肝衰竭等	6	
2. 水肿最可能的原因（4分）	糖尿病肾病	4	
3. 糖尿病肾病诊断依据（5分）	（1）双下肢水肿	1	
	（2）泡沫尿，尿蛋白3+	1	
	（3）2型糖尿病病史20余年	1	
	（4）有"糖尿病眼病"病史	1	
	（5）否认冠心病及传染病史	1	
4. 体格检查重点（15分）	（1）生命体征：T（1分），P（1分），R（1分），BP（1分）	4	
	（2）神志清楚	1	
	（3）皮肤黏膜：眼睑水肿（1分），口唇无发绀（1分），无肝掌及蜘蛛痣（1分）	3	
	（4）无颈静脉怒张	1	
	（5）肺部查体：双肺呼吸音粗，未闻及明显干湿性啰音	1	
	（6）心脏查体：心率90次/分，律齐，各瓣膜区未闻及杂音	2	
	（7）腹部查体：腹平软，肝脾肋下未触及	1	
	（8）双下肢：重度对称性凹陷性水肿	2	
5. 安排的辅助检查（26分）	（1）血常规	2	
	（2）生化：ALB（1分），SCr（1分），K（1分），Glu（1分）	4	
	（3）NT-proBNP	2	
	（4）DIC全套	1	
	（5）糖化血红蛋白	1	
	（6）尿常规	1	
	（7）24小时尿蛋白定量	2	
	（8）ANA谱	1	
	（9）血管炎五项	1	
	（10）血、尿轻链	1	
	（11）免疫组合（甲戊肝、丙肝抗体、乙肝五项均未见异常）	1	
	（12）甲状腺功能	1	
	（13）胸片	2	

项　目		分值	得分
	（14）ECG	2	
	（15）腹部及泌尿系彩超	2	
	（16）心脏彩超	2	
6. 是否必须进行肾活检及原因（7分）	否	2	
	如出现以下症状应考虑糖尿病合并其他慢性肾脏病，建议肾活检：① 无糖尿病视网膜病变（1分）；② 急性肾损伤（1分）；③ 短期内蛋白尿明显增加（1分）；④ 无高血压（1分）；⑤ 肾小球源性血尿（1分）。该患者无以上情况，故暂无需进行肾活检	5	
7. 需进行的主要处置（13分）	（1）饮食治疗：已经合并肾功能不全，以优质蛋白为主	1	
	（2）控制血糖：糖尿病肾病患者糖化血红蛋白应控制在7%左右（1分），停用口服降糖药物（1分），改用皮下注射胰岛素控制血糖（2分），注意监测血糖（1分）	5	
	（3）控制血压：应将血压控制在≤130/80 mmHg（1分），若肾功能持续恶化，建议缬沙坦减量或停用，改用其他降压药物（2分）	3	
	（4）酌情利尿消肿：适当扩容利尿，可使用袢利尿剂	2	
	（5）维持水电解质平衡	2	
8. 需立即进行的检查和处置（14分）	（1）吸氧，心电血压氧饱和度监测	2	
	（2）复查血常规（1分），电解质（1分），DIC全套（1分），NT-proBNP（1分），心电图（1分）	6	
	（3）药物治疗：扩冠、利尿、强心	3	
	（4）急诊血液透析	3	
表达简单、明了		5	
临床思维清晰		5	
总　　分		100	

考官签名：　　　　　　　　　　　　　　　　日期：　　年　　月　　日

第六节　血液系统模拟题

模 拟 题 1

一、考生版

考生版 1/3

患者,女,23 岁,学生,主因"面色苍白、发热伴皮肤出血点 1 周"就诊。患者 1 周前无明显诱因下出现乏力、发热,最高体温 39.5 ℃,热前有畏寒,无明显寒战,服用退热药物后可恢复正常,但数小时后体温复升,未正规检查及治疗。发病时面色苍白,皮肤有瘀点,以双下肢明显;偶有牙龈出血,无血尿、血便,无头疼、晕厥;偶有咳嗽、咳痰,为黄色脓痰;无恶心、呕吐、腹痛、腹泻,无尿急、尿频、尿痛。今为进一步诊治收住入院。既往史、家族史:否认有高血压、糖尿病及肿瘤家族史。

1. 请说出该患者目前可能的诊断。(至少 3 种)
2. 为寻找可能的病因,病史询问应该补充哪些内容?
3. 对该患者进行体格检查时,应该重点检查哪些方面?

考生版 2/3

经病史补充,患者无皮疹、关节疼痛、脱发。否认特殊药物接触史,无射线、油漆及毒物接触史。

查体:T 39.6 ℃,P 110 次/分,R 26 次/分,BP 120/80 mmHg,神志清楚,呼吸急促,牙龈出血,重度贫血貌,巩膜无黄染,无胸骨压痛,四肢皮肤可见散在出血点,以双下肢为主,浅表淋巴结未及肿大。双肺呼吸音粗,双肺底可闻及干湿性啰音,心率 110 次/分,律齐,第一心音增强,腹软,全腹无压痛,肝脾肋下未及,四肢活动自如,双下肢无浮肿,神经系统查体无明显异常。

4. 为明确诊断并评估病情,你计划安排的检查有哪些?

考生版 3/3

患者检查结果回报:

(1) 血常规:WBC 1.42×10^9/L,NEUT 0.3×10^9/L,L% 78%,Hb 51 g/L,Plt 3×10^9/L,

RET 0.001×10^{12}/L,MPV 85 fL。

（2）CRP：120 mg/L。

（3）生化：ALT 34 U/L，AST 39 U/L，TBIL 21 μmol/L，ALB 35.5 g/L；BUN 10.2 mmol/L，SCr 54 μmol/L，K 4.31 mmol/L，Na 135 mmol/L，Cl 90 mmol/L。

（4）DIC 全套：凝血酶原时间 10 秒，国际标准化比率 0.80，纤维蛋白原 3.43 g/L。D-二聚体 1.0 μg/mL，活化部分凝血活酶时间 23.6 秒。

（5）ANA 谱、甲状腺功能：正常。

（6）免疫组合：甲戊肝抗体、丙肝抗体、乙肝五项均无异常。

（7）肺部 CT：两下肺可见斑片状影。

（8）血培养、痰培养、巨细胞病毒（CMV）、EB 病毒（EBV）、结核等病原学检查：均为阴性。

（9）心电图：窦性心动过速。

（10）腹部 B 超：未见异常。

（11）骨髓细胞学：取材，涂片，染色良好，骨髓增生极度减低，未见巨核细胞，骨髓小粒 50 个，均以非造血细胞为主。

（12）骨髓病理：骨髓增生减低，造血组织约占 15%，脂肪组织增生。粒系、红系、巨系细胞均明显减少；特殊染色：网状纤维染色 0 级。

5. 该患者目前的诊断有哪些？

6. 需进行哪些治疗？

二、考官版

患者，女，23 岁，学生，因"面色苍白、发热伴皮肤出血点 1 周"就诊。患者 1 周前无明显诱因下出现乏力、发热，最高体温 39.5 ℃，热前有畏寒，无明显寒战，服用退热药物后可恢复正常，但数小时后体温复升，未正规检查及治疗。发病时面色苍白，皮肤有瘀点，以双下肢明显；偶有牙龈出血，无血尿、血便，无头疼、晕厥；偶有咳嗽、咳痰，为黄色脓痰；无恶心、呕吐、腹痛、腹泻，无尿急、尿频、尿痛。今为进一步诊治收住入院。既往史、家族史：否认有高血压、糖尿病及肿瘤家族史。

1. 请说出该患者目前可能的诊断。（6 分，每项 2 分，答对 3 项即可）

（1）再生障碍性贫血。

（2）急性白血病。

（3）肺部感染。

（4）骨髓造血停滞。

（5）结缔组织病。

（6）甲状腺功能亢进。

2. 为寻找病因,病史询问应该补充哪些内容?(6分)

(1) 有无特殊药物接触史。(2分)

(2) 有无射线、油漆及毒物接触史。(2分)

(3) 有无皮疹、关节疼痛、脱发。(2分)

3. 对该患者进行体格检查时,应该重点体检哪些方面?(24分)

(1) 生命体征:T(1分),P(1分),R(1分),BP(1分)。

(2) 贫血貌检查:睑结膜(2分),口唇(2分),甲床(2分)。

(3) 皮肤、黏膜出血。(2分)

(4) 胸骨压痛。(2分)

(5) 淋巴结触诊。(2分)

(6) 肺部听诊(1分),心脏听诊(1分)。

(7) 腹软,无压痛及反跳痛,肝脏肋下未及(2分),脾脏肋下未及(2分)。

(8) 双下肢不肿。(1分)

(9) 病理征阴性。(1分)

4. 为明确诊断并评估病情,你计划安排的检查有哪些?(27分)

(1) 血常规(含网织红):WBC 1.42×10^9/L,NEUT 0.3×10^9/L,L% 78%,Hb 51 g/L,Plt 3×10^9/L,RET 0.001×10^{12}/L,MPV 85 fL。(2分)

(2) DIC 全套:正常。(1分)

(3) CRP 120 mg/L。(1分)

(4) 生化:ALT 34 U/L,AST 39 U/L,TBIL 21 μmol/L,ALB 35.5 g/L;BUN 10.2 mmol/L,SCr 54 μmol/L;K 4.31 mmol/L,Na 135 mmol/L,Cl 90 mmol/L。(2分)

(5) ANA 谱:正常。(1分)

(6) 免疫组合:甲戊肝抗体、丙肝抗体、乙肝五项均无异常。(2分)

(7) 甲状腺功能:正常。(2分)

(8) 血培养、痰培养、CMV、EBV、结核等病原学检查:均为阴性。(5分)

(9) ① 骨髓穿刺(骨髓细胞学):取材,涂片,染色良好,骨髓增生极度减低,未见巨核细胞,骨髓小粒 50 个,均以非造血细胞为主。(3分)

② 骨髓活检(骨髓病理):骨髓增生减低,造血组织约占 15%,脂肪组织增生。粒系、红系、巨系细胞均明显减少;特殊染色:网状纤维染色 0 级。(3分)

(10) 心电图:窦性心动过速。(1分)

(11) 肺部 CT:两下肺可见斑片状影。(2分)

(12) 腹部 B 超:肝胆脾胰 B 超无异常。(2分)

5. 该患者目前的诊断有哪些？（12分）

(1) 急性重型再生障碍性贫血。（8分，答"再生障碍性贫血"得4分）

(2) 肺部感染。（4分）

6. 需要进行哪些治疗？（15分）

(1) 保护措施：吸氧、卧床休息、避免坠床、避免出血。（2分）

(2) 对症治疗：输血支持治疗（红细胞、血小板）。（2分）

(3) 控制感染。（2分）

(4) 病因治疗：免疫抑制剂。（2分）

(5) 促造血恢复（雄激素、造血生长因子）。（2分）

(6) 造血干细胞移植（异基因造血干细胞移植）。（5分）

三、评分表

考号：　　　　　　　　　　　姓名：

项　　目		分值	得分
1. 患者目前可能的诊断（6分，每项2分，答出5项即可）	再生障碍性贫血、急性白血病、肺部感染、骨髓造血停滞、结缔组织病、甲状腺功能亢进	6	
2. 需要补充询问的病史（6分）	(1) 有无特殊药物接触史	2	
	(2) 有无射线、油漆及毒物接触史	2	
	(3) 有无皮疹、关节疼痛、脱发	2	
3. 体格检查重点（24分）	(1) 生命体征：T(1分)，P(1分)，R(1分)，BP(1分)	4	
	(2) 贫血貌：睑结膜(2分)、口唇(2分)、甲床(2分)	6	
	(3) 皮肤、黏膜出血点	2	
	(4) 淋巴结触诊	2	
	(5) 胸骨压痛	2	
	(6) 肺部听诊	1	
	(7) 心脏听诊	1	
	(8) 腹软，无压痛及反跳痛，肝脏肋下未及(2分)，脾脏肋下未及(2分)	4	
	(9) 双下肢不肿	1	
	(10) 病理征阴性	1	

项　目		分值	得分
4. 安排的辅助检查 （27 分）	(1) 血常规	2	
	(2) 炎症指标（CRP 等）	1	
	(3) 生化	2	
	(4) ANA 谱	1	
	(5) 凝血象	1	
	(6) 血培养、痰培养、CMV、EBV、结核等病原学检查	5	
	(7) 甲状腺功能	2	
	(8) 免疫组合：甲戊肝抗体、丙肝抗体、乙肝五项均无异常	2	
	(9) 骨髓穿刺（3 分），骨髓活检（3 分）	6	
	(10) 心电图	1	
	(11) 胸片或胸部 CT	2	
	(12) 腹部 B 超	2	
5. 诊断（12 分）	(1) 急性重型再生障碍性贫血（答"再生障碍性贫血"得 4 分）	8	
	(2) 肺部感染	4	
6. 需要进行的治疗 （15 分）	(1) 保护措施：吸氧、卧床休息、避免坠床、避免出血	2	
	(2) 对症治疗：输血支持治疗（红细胞、血小板）	2	
	(3) 控制感染	2	
	(4) 病因治疗：免疫抑制剂	2	
	(5) 促造血恢复（雄激素、造血生长因子）	2	
	(6) 造血干细胞移植（异基因造血干细胞移植）	5	
表达简单、明了		5	
临床思维清晰		5	
总　分		100	

考官签名：　　　　　　　　　　　　　　　　　　　日期：　　　年　　月　　日

模拟题 2

一、考生版

考生版 1/3

患者,女,50 岁,农民,主因"发现双下肢出血点 3 日"就诊。患者 3 日前发现双下肢散在分布的出血点,伴乏力,近 2 日出血点逐渐增多,病前 1 周有鼻塞、流涕,无发热、腹痛、腹泻等症状,未服药治疗。无关节疼痛,无皮肤巩膜黄染,为进一步诊治收住入院。自发病以来,饮食、睡眠正常,大、小便正常,无盗汗、消瘦。既往史:否认有高血压、糖尿病;家族史:否认肝炎及肿瘤家族史。

1. 请说出该患者的可能诊断。(至少 3 种)
2. 对该患者进行体格检查时,你需要特别关注的情况有哪些?

考生版 2/3

查体:T 36.6 ℃,P 76 次/分,R 18 次/分,BP 120/80 mmHg,神志清楚,无贫血貌,双下肢可见散在瘀斑及出血点,颈部、腋窝、腹股沟未触及肿大淋巴结,胸骨无压痛。双肺呼吸音清,未闻及干湿性啰音,心率 76 次/分,律齐,各瓣膜未闻及病理性杂音,腹软,腹部无压痛、反跳痛,肝、脾肋下未触及,四肢活动自如,双下肢无浮肿,病理征未引出。

3. 为明确诊断并评估病情,你计划安排的辅助检查有哪些?

考生版 3/3

患者检查结果回报:

(1) 血常规:WBC 5.07×10^9/L,Hb 121 g/L,Plt 3×10^9/L,N% 59.2%,L 29%,MON 9.1%。

(2) 免疫组合:甲戊肝抗体、丙肝抗体、乙肝五项均无异常。

(3) CMV、EBV:未见异常。

(4) 生化:ALT 38 U/L,AST 38 U/L,TBIL 20 μmol/L,ALB 33.5 g/L,BUN 10.2 mmol/L,SCr 60 μmol/L,K 4.25 mmol/L,Na 139 mmol/L,Cl 91 mmol/L。

(5) 凝血象＋D-二聚体:凝血酶原时间 12 秒,国际标准化比率 0.88,纤维蛋白原 2.43 g/L,D-二聚体 0.8 μg/mL,活化部分凝血活酶时间 33.6 秒。

(6) 甲状腺功能:正常范围。

(7) ^{14}C-呼气试验:阴性。

(8) CEA、AFP、PSA、CA211、CA125、CA199、NSE 等肿瘤标志物正常。

（9）ANA谱：阴性。

（10）心电图：窦性心律。

（11）肝胆胰脾腹部B超：肝脾无肿大，胆系未见明显结石，腹腔、腹膜后未见肿大淋巴结，腹腔无积液。

（12）骨髓细胞学：骨髓增生活跃，巨核细胞增多，体积小，胞质内颗粒减少，幼稚巨核细胞增加，产板型巨核细胞显著减少（巨核细胞成熟障碍）。

4. 该患者目前的诊断是什么？

5. 作为接诊医生，下一步的治疗措施有哪些？

二、考官版

患者，女，50岁，农民，因"发现双下肢出血点3日"就诊。患者3日前发现双下肢散在分布的出血点，伴乏力，近2日出血点逐渐增多，病前1周有鼻塞、流涕，无发热、腹痛、腹泻等症状，未服药治疗。无关节疼痛，无皮肤巩膜黄染，为进一步诊治收住入院。自发病以来，饮食、睡眠正常，大、小便正常，无盗汗、消瘦。既往史：否认有高血压、糖尿病；家族史：否认肝炎及肿瘤家族史。

1. **请说出该患者的可能诊断。**（9分，每项3分，答对3项即可）

（1）原发免疫性血小板减少症（ITP）。

（2）过敏性紫癜。

（3）结缔组织病。

（4）流行性出血热。

（5）白血病。

（6）再生障碍性贫血。

2. **该患者体格检查需要重点关注哪些？**（28分）

（1）生命体征：T（1分），P（1分），R（1分），BP（1分）。

（2）贫血貌检查：睑结膜（2分），口唇（2分），甲床（2分）。

（3）皮肤、黏膜出血。（2分）

（4）胸骨压痛。（2分）

（5）淋巴结触诊。（2分）

（6）肺部听诊（2分），心脏听诊（2分）。

（7）腹软，无压痛及反跳痛，肝脏肋下未及（2分），脾脏肋下未及（2分）。

（8）双下肢不肿。（2分）

（9）病理征阴性。（2分）

3. 为明确诊断并评估病情,你计划安排的辅助检查有哪些?(26分)

(1) 血常规:WBC $5.07 \times 10^9/L$,Hb 121 g/L,Plt $3 \times 10^9/L$,N% 59.2%,L 29%,MON 9.1%。(2分)

(2) 凝血象＋D-二聚体:凝血酶原时间12秒,国际标准化比率0.88,纤维蛋白原2.43 g/L,D-二聚体0.8 $\mu g/mL$,活化部分凝血活酶时间33.6秒。(2分)

(3) 免疫组合:甲戊肝抗体、丙肝抗体、乙肝五项均无异常。(2分)

(4) 生化:ALT 38 U/L,AST 38 U/L,TBIL 20 $\mu mol/L$,ALB 33.5 g/L,BUN 10.2 mmol/L,SCr 60 $\mu mol/L$,K 4.25 mmol/L,Na 139 mmol/L,Cl 91 mmol/L。(2分)

(5) ANA 谱:未见异常(1分);甲状腺功能:未见异常(1分)。

(6) ^{14}C-呼气试验:阴性。(1分)

(7) CEA、AFP、PSA、CA211、CA199、CA125、NSE 等肿瘤标志物正常。(2分)

(8) EBV、CMV:未见异常。(2分)

(9) 心电图:窦性心律。(1分)

(10) 肝胆胰脾腹部 B 超:肝脾无肿大,胆系未见明显结石,腹腔、腹膜后未见肿大淋巴结,腹腔无积液。(2分)

(11) 骨髓细胞学:骨髓增生活跃,巨核细胞增多,体积小,胞质内颗粒减少,幼稚巨核细胞增加,产板型巨核细胞显著减少(巨核细胞成熟障碍)。(8分)

4. 该患者目前的诊断是什么?(8分)

原发免疫性血小板减少症(ITP)。

5. 作为接诊医生,下一步的处治措施有哪些?(19分)

(1) 严格卧床休息,避免外伤。(3分)

(2) 止血药的应用。(2分)

(3) 糖皮质激素冲击治疗。(4分)

(4) 丙球冲击治疗。(4分)

(5) 促血小板生成的药物。(3分)

(6) 输注血小板。(3分)

三、评分表

考号:　　　　　　　　　　姓名:

项　　目		分值	得分
1. 血小板减少的可能诊断(9分,每项3分,答对3项即可)	原发免疫性血小板减少症(ITP);过敏性紫癜;结缔组织病;流行性出血热;急性白血病;再生障碍性贫血	9	

项　目		分值	得分
2. 体格检查重点 (28分)	(1) 生命体征:T(1分),P(1分),R(1分),BP(1分)	4	
	(2) 贫血貌:睑结膜(2分)、口唇(2分)、甲床(2分)	6	
	(3) 皮肤、黏膜出血点	2	
	(4) 淋巴结触诊	2	
	(5) 胸骨压痛	2	
	(6) 肺部听诊	2	
	(7) 心脏听诊	2	
	(8) 腹软,无压痛及反跳痛,肝脏肋下未及(2分),脾脏肋下未及(2分)	4	
	(9) 双下肢不肿	2	
	(10) 病理征阴性	2	
3. 安排的辅助检查 (26分)	(1) 血常规	2	
	(2) 凝血象+D-二聚体	2	
	(3) 免疫组合	2	
	(4) 生化	2	
	(5) ^{14}C-呼气试验	1	
	(6) ANA谱(1分),甲状腺功能(1分)	2	
	(7) EBV、CMV	2	
	(8) 肿瘤标志物	2	
	(9) 骨髓穿刺或骨髓细胞学	8	
	(10) 心电图	1	
	(11) 腹部B超	2	
4. 诊断(8分)	原发免疫性血小板减少症(ITP)	8	
5. 下一步处置措施 (19分)	(1) 严格卧床休息,避免外伤	3	
	(2) 止血药的应用	2	
	(3) 糖皮质激素冲击治疗	4	
	(4) 丙球冲击治疗	4	
	(5) 促血小板生成的药物	3	
	(6) 输注血小板	3	
表达简单、明了		5	
临床思维清晰		5	
总　分		100	

考官签名:　　　　　　　　　　　　　　　　日期:　　年　月　日

一、考生版

考生版 1/3

患者,女,23岁,学生,主因"乏力、发热伴皮肤出血点1周"就诊。1周前无明显诱因下出现乏力、发热,最高体温39.5℃,无明显寒战,服用退热药物后体温可恢复正常,数小时后体温复升,未正规治疗。发热同时出现皮肤瘀点,开始时下肢明显,后逐渐播散至双上肢、躯干部分,偶有牙龈出血,无血尿、血便,无头疼、晕厥,偶有咳嗽、咳痰,咳黄色脓痰,无恶心、呕吐、腹痛、腹泻,无尿急、尿频、尿痛。既往史:否认高血压、糖尿病等慢性疾病病史。家族史:否认肿瘤家族史。

1. 请说出该患者发热伴出血的可能原因(至少3种)。
2. 该患者体格检查需要重点关注哪些?

考生版 2/3

查体:T 39.6℃,P 112次/分,R 28次/分,BP 120/80 mmHg,神志清楚,牙龈出血,中度贫血貌,胸骨压痛(+),全身皮肤可见散在出血点,颈部、腋窝可触及数枚肿大淋巴结,直径1.5 cm,质韧,无触痛。双肺呼吸音粗,双肺底可闻及干湿性啰音,心率112次/分,律齐,第一心音增强,腹软,肝脾肋下未及,四肢活动自如,双下肢无浮肿,神经系统查体无明显异常。

3. 为明确诊断并评估病情,你计划安排的辅助检查有哪些?

考生版 3/3

患者检查结果回报:

(1) 血常规:WBC 96.24×10⁹/L, NEUT 0.3×10⁹/L, Hb 61 g/L, Plt 3×10⁹/L, RET% 0.71%。

$$WBC\ 96.24\times10^9/L,\ NEUT\ 0.3\times10^9/L,\ Hb\ 61\ g/L,\ Plt\ 3\times10^9/L,\ RET\%\ 0.71\%$$

(2) CRP:133 mg/L。

(3) 生化+LDH:LDH 300 IU/L; ALT 38 IU/L, AST 54 IU/L, ALB 35 g/L, BUN 9.2 mmol/L, SCr 78 μmol/L, UA 680 μmol/L, K 5.6 mmol/L。

(4) 凝血象:正常。

(5) ANA谱:正常。

(6) 免疫组合:甲肝抗体、戊肝抗体、乙肝五项均无异常。

(7) 血培养:培养5天无致病菌生长。

（8）肺部 CT：两肺斑片状阴影。

（9）心电图：窦性心动过速。

（10）B 超：肝胆脾胰 B 超未见异常，颈部、腋窝淋巴结肿大。

（11）骨髓细胞学：骨髓增生明显活跃，原始细胞占有核细胞 26%，此类细胞过氧化物酶染色阳性；非特异性酯酶染色阳性，但可被氟化钠抑制。

4. 该患者目前的诊断是什么？

5. 需进行哪些处理？

二、考官版

患者，女，23 岁，学生，主因"乏力、发热伴皮肤出血点 1 周"就诊。1 周前无明显诱因下出现乏力、发热，最高体温 39.5 ℃，无明显寒战，服用退热药物后体温可恢复正常，数小时后体温复升，未正规治疗。发热同时出现皮肤瘀点，开始时下肢明显，后逐渐播散至双上肢、躯干部分，偶有牙龈出血，无血尿、血便，无头疼、晕厥，偶有咳嗽、咳痰，咳黄色脓痰，无恶心、呕吐、腹痛、腹泻，无尿急、尿频、尿痛。既往史：否认高血压、糖尿病病史。家族史：否认肿瘤家族史。

1. 该患者发热伴出血的可能原因。（6 分，每项 2 分，答对 3 项即可）

（1）急性白血病。

（2）再生障碍性贫血。

（3）感染。

（4）结缔组织病。

（5）血栓性血小板减少。

（6）发热伴血小板减少综合征。

2. **该患者体格检查需要重点关注哪些？**（25 分）

（1）生命体征：T（1 分），P（1 分），R（1 分），BP（1 分）。

（2）贫血貌检查：睑结膜（1 分），口唇（1 分），甲床（1 分）。

（3）皮肤、黏膜出血。（2 分）

（4）胸骨压痛。（2 分）

（5）淋巴结触诊。（2 分）

（6）肺部听诊。（2 分）

（7）心脏听诊。（2 分）

（8）腹软，无压痛及反跳痛，肝脏肋下未及（2 分），脾脏肋下未及（2 分）。

（9）双下肢不肿。（2 分）

（10）病理征阴性。（2 分）

3. 为明确诊断并评估病情,你计划安排的辅助检查有哪些? (32分)

(1) 血常规:WBC 96.24×10^9/L, NEUT 0.3×10^9/L, Hb 61 g/L, Plt 3×10^9/L, RET% 0.71%。(2分)

(2) 凝血象:正常。(2分)

(3) 免疫组合:甲肝抗体、戊肝抗体、乙肝五项均无异常。(2分)

(4) 生化＋LDH:LDH 300 IU/L;ALT 38 IU/LAST 54 IU/L, ALB 35 g/L, BUN 9.2 mmol/L, SCr78 μmol/L, UA 680 μmol/L, K 5.6 mmol/L。(2分)

(5) 心电图:窦性心动过速。(2分)

(6) CRP 133 mg/L。(2分)

(7) ANA 谱:阴性。(2分)

(8) 血培养:阴性。(2分)

(9) 骨髓穿刺:包括形态学、免疫分型、染色体、融合基因。(10分,答"骨髓穿刺"得6分)

(10) 胸部 CT:两肺斑片状阴影。(3分)

(11) 肝胆胰脾浅表淋巴结B超,肝胆脾胰B超:未见异常(1分),颈部、腋窝淋巴结肿大(2分)。

4. 该患者目前的诊断是什么? (13分)

(1) 急性单核细胞白血病。(8分,答"急性白血病"得5分)

(2) 肺部感染。(5分)

5. 需立即进行哪些处置? (14分)

(1) 成分输血。(3分)

(2) 抗感染。(3分)

(3) 水化、碱化。(2分)

(4) 降低血钾。(3分)

(5) 化疗。(3分)

三、评分表

项 目		分值	得分
1. 发热伴皮肤出血点的原因(6分,每项2分,答对3项即可)	急性白血病、再生障碍性贫血、感染、结缔组织病、血栓性血小板减少、发热伴血小板减少综合征	6	

	项　　目	分值	得分
2. 体格检查重点 **(25分)**	(1) 生命体征：T(1分)，P(1分)，R(1分)，BP(1分)	4	
	(2) 贫血貌：睑结膜(1分)，口唇(1分)，甲床(1分)	3	
	(3) 皮肤、黏膜出血点	2	
	(4) 淋巴结触诊	2	
	(5) 胸骨压痛	2	
	(6) 肺部听诊	2	
	(7) 心脏听诊	2	
	(8) 腹软，无压痛及反跳痛，肝脏肋下未及(2分)，脾脏肋下未及(2分)	4	
	(9) 双下肢不肿	2	
	(10) 病理征阴性	2	
3. 安排的辅助检查 **(32分)**	(1) 血常规	2	
	(2) 炎症指标(CRP 等)	2	
	(3) ECG	2	
	(4) 生化＋LDH	2	
	(5) 胸片或胸部 CT	3	
	(6) 血培养	2	
	(7) 免疫组合	2	
	(8) ANA 谱	2	
	(9) 凝血象	2	
	(10) 骨髓穿刺，包括形态学，免疫分型，染色体，融合基因(答"骨髓穿刺"得6分)	10	
	(11) 肝胆胰脾腹腔 B 超(1分)，浅表淋巴结 B 超(2分)	3	
4. 诊断(13分)	(1) 急性单核细胞白血病(答"急性白血病"得5分)	8	
	(2) 肺部感染	5	
5. 需立即进行的处置 **(14分)**	(1) 成分输血	3	
	(2) 抗感染	3	
	(3) 水化、碱化	2	
	(4) 降低血钾	3	
	(5) 化疗	3	
表达简单、明了		5	
临床思维清晰		5	
总　　分		100	

考官签名：　　　　　　　　　　　　　　　　日期：　　　年　　月　　日

模拟题 4

一、考生版

考生版 1/3

患者,男,56岁,农民,主因"发热伴颈部包块1月"就诊。患者1月前无明显诱因下出现反复发热,最高体温38.5℃,发热时间无规律,无明显畏寒、寒战,服用退热药物后体温可恢复正常,数小时后体温复升。同时发现右侧颈部包块,开始时包块约蚕豆大小,后逐渐增大至鹌鹑蛋大小,无明显疼痛。无血尿、血便,无头疼、晕厥,无咳嗽、咳痰,无恶心、呕吐、腹痛、腹泻,无尿急、尿频、尿痛。大、小便正常,饮食正常,夜间有多汗症状,体重近1月减下降约10 kg。为进一步诊治收住入院。既往史:否认有高血压、糖尿病等慢性病史;家族史:否认有肿瘤家族史。

1. 请说出该患者的可能诊断。(至少3种)
2. 对该患者进行体格检查时,你需要特别关注的情况有哪些?

考生版 2/3

查体:T 38.5℃,P 96次/分,R 26次/分,BP 120/80 mmHg,体重60 kg,神志清楚,无贫血貌,皮肤未见出血点及瘀斑。右侧颈部及左侧腋窝可触及数枚肿大淋巴结,最大约30 mm×30 mm,质硬,活动度差,无压痛,胸骨无压痛。双肺呼吸音清,未闻及干湿性啰音,心率96次/分,律齐,各瓣膜未闻及病理性杂音,腹软,肝脾肋下未及,双下肢无浮肿,病理征未引出。

3. 为明确诊断并评估病情,你计划安排的辅助检查及操作有哪些?

考生版 3/3

患者检查结果回报:

(1) 血常规:WBC 9.02×10⁹/L,N％ 75％,Hb 120 /L,RBC 4.05×10¹²/L,Plt 222×10⁹/L。

(2) 生化＋LDH:LDH 345 IU/L;ALT 44 U/L, AST 56 U/L, TBIL 22 μmol/L, ALB35.0 g/L;BUN 9.2 mmol/L, SCr 54 μmol/L, K 4.20 mmol/L, Na 132 mmol/L, Cl 93 mmol/L。

(3) 免疫组合:甲戊肝抗体、丙肝抗体、乙肝五项均无异常。

(4) 凝血象:未见异常。

(5) CRP 90 mg/L。

（6）血培养：阴性。

（7）ANA谱：未见异常。

（8）EBV、CMV、结核等病原学检查：未见异常。

（9）心电图：窦性心律。

（10）B超：右侧颈部、左侧腋窝淋巴结肿大，最大约 30 mm×30 mm，肝、脾无明显肿大。

（11）PET/CT 提示：右侧颈部、左侧腋窝、纵隔及腹膜后多发结节状 FDG 代谢增高灶，SUV 值最高达 25.3。

（12）骨髓细胞学及病理：骨髓增生活跃，原始细胞比例不高，未见异常细胞浸润。

（13）颈部淋巴结病理：颈部淋巴结结构破坏，可见弥漫性大细胞性异形淋巴细胞浸润；组化：CD20＋，CD79a＋，PAX5＋，Bcl-2（约 90％＋），Bcl-6＋，MUM-1＋，C-MYC（约 60％＋），Ki67（约 90％＋），CD10-，CD3-，CD5-，CD30-，CD23-，CD21-，Cyclin D1-。

4. 该患者目前的诊断是什么？

5. 首选的治疗方案是什么？

二、考官版

患者，男，56 岁，农民，因"发热伴颈部包块 1 月"就诊。患者 1 月前无明显诱因下出现反复发热，最高体温 38.5 ℃，发热时间无规律，无明显畏寒、寒战，服用退热药物后体温可恢复正常，数小时后体温复升。同时发现右侧颈部包块，开始时包块约蚕豆大小，后逐渐增大至鹌鹑蛋大小，无明显疼痛。无血尿、血便，无头疼、晕厥，无咳嗽、咳痰，无恶心、呕吐、腹痛、腹泻，无尿急、尿频、尿痛。大、小便正常，饮食正常，夜间有多汗症状，体重近 1 月减下降约 10 kg。为进一步诊治收住入院。既往史：否认有高血压、糖尿病等慢性病史。家族史：否认有肿瘤家族史。

1. **请说出该患者的可能诊断。**（9 分，每项 3 分，答对 3 项即可）

（1）淋巴瘤。

（2）淋巴结炎。

（3）结核。

（4）病毒感染。

（5）白血病。

（6）结缔组织病。

（7）实体肿瘤。

2. **该患者体格检查需要重点关注哪些方面？**（29 分）

（1）生命体征：T（1 分），P（1 分），R（1 分），BP（1 分）。

（2）贫血貌检查：睑结膜（2 分），口唇（2 分），甲床（2 分）。

(3) 皮肤、黏膜出血。(2分)

(4) 胸骨压痛。(2分)

(5) 淋巴结触诊。(4分)

(6) 肺部听诊(2分),心脏听诊(2分)。

(7) 腹软,无压痛及反跳痛,肝脏肋下未及(2分),脾脏肋下未及(2分)。

(8) 双下肢不肿。(2分)

(9) 病理征阴性。(1分)

3. 为明确诊断并评估病情,你计划安排的辅助检查及操作有哪些?(32分)

(1) 血常规:WBC 9.02×10^9/L,N% 75%,Hb 120 /L,RBC 4.05×10^{12}/L,Plt 222×10^9/L。(2分)

(2) 凝血象:正常。(2分)

(3) 免疫组合:甲肝戊肝抗体、丙肝抗体、乙肝五项未见异常。(2分)

(4) 生化:AST 56 U/L,TBIL 22 μmol/L,ALB 35.0 g/L;BUN 9.2 mmol/L,SCr 54 μmol/L,K 4.20 mmol/L,Na 132 mmol/L,Cl 93 mmol/L。(2分)

(5) LDH 345 IU/L。(2分)

(6) ANA 谱:未见异常(1分),CRP 90 mg/L(2分)。

(7) 血培养:阴性(2分);CMV、EBV、结核等病原学检查:阴性(2分)。

(8) 心电图:窦性心律。(1分)

(9) B超:右侧颈部、左侧腋窝淋巴结肿大,最大约 30 mm×30 mm,肝、脾无明显肿大。(2分)

(10) 骨髓穿刺及骨髓活检:骨髓增生活跃,原始细胞比例不高,未见异常细胞浸润。(4分)

(11) 全身 CT 或 PET/CT:右侧颈部、左侧腋窝、纵隔及腹膜后多发结节状 FDG 代谢增高灶,SUV 值最高达 25.3。(4分)

(12) 淋巴结活检:颈部淋巴结结构破坏,可见弥漫性大细胞性异形淋巴细胞浸润,组化:CD20+,CD79a+,PAX5+,Bcl-2(约 90%+),Bcl-6+,MUM-1+,C-MYC(约 60%+),Ki67(约 90%+),CD10-,CD3-,CD5-,CD30-,CD23-,CD21-,Cyclin D1-。(4分)

4. 该患者目前的诊断是什么?(10分)

弥漫性大 B 细胞淋巴瘤(Ⅲ B 期)。(答"弥漫性大 B 细胞淋巴瘤"得 8 分)

5. 首选的治疗方案是什么?(10分)

CD20 单抗为主的联合化疗,如 R-CHOP。(答"CD20 单抗"得 8 分)

三、评分表

考号：　　　　　　　　　　　　　　　　姓名：

项　　目		分值	得分
1. 发热伴颈部包块的原因（9分，每项3分，答对3项即可）	淋巴瘤、淋巴结炎、结核、病毒感染、白血病、结缔组织病、实体肿瘤	9	
2. 体格检查重点（29分）	（1）生命体征：T（1分），P（1分），R（1分），BP（1分）	4	
	（2）贫血貌：睑结膜（2分），口唇（2分），甲床（2分）	6	
	（3）皮肤、黏膜出血点	2	
	（4）淋巴结触诊	4	
	（5）胸骨压痛	2	
	（6）肺部听诊	2	
	（7）心脏听诊	2	
	（8）腹软，无压痛及反跳痛，肝脏肋下未及（2分），脾脏肋下未及（2分）	4	
	（9）双下肢不肿	2	
	（10）病理征阴性	1	
3. 安排的辅助检查（32分）	（1）血常规	2	
	（2）炎症指标（CRP等）	2	
	（3）LDH	2	
	（4）生化	2	
	（5）ANA谱	1	
	（6）血培养	2	
	（7）免疫组合	2	
	（8）凝血象	2	
	（9）ECG	1	
	（10）CMV、EBV、结核等病原学检查	2	
	（11）腹部彩超及浅表淋巴结彩超	2	
	（12）骨髓穿刺及骨髓活检	4	
	（13）全身CT或PET/CT	4	
	（14）淋巴结活检	4	
4. 诊断（10分）	弥漫性大B细胞淋巴瘤，ⅢB期（答"弥漫性大B细胞淋巴瘤"得8分）	10	
5. 首选的治疗方案（10分）	CD20单抗为主的联合化疗，如R-CHOP（答"CD20单抗"得8分）	10	

项　　目	分值	得分
表达简单、明了	5	
临床思维清晰	5	
总　　分	100	

考官签名：　　　　　　　　　　　　　　　　日期：　　　年　　月　　日

第七节　内分泌系统模拟题

模　拟　题　1

一、考生版

考生版 1/6

患者，男，20 岁，大学生。主因"口干、多饮、多尿 1 月，呕吐 2 天"就诊。1 月前出现口干、多饮、多尿等症状，每日饮水量约 3500 mL，尿量约 3000 mL。2 天前进食早餐后出现呕吐情况，为胃内容物，无咖啡样物，不伴腹痛、腹泻及发热，于当地诊所就诊，予以"止吐"治疗，但症状无缓解，遂急诊就诊。自发病以来，精神不佳，全身乏力明显，否认头痛，体重下降约 5 kg。既往体健，否认吸烟及饮酒史。

1. 请说出该患者口干、多饮、多尿的原因。

考生版 2/6

患者随机指测血糖：29 mmol/L。

2. 该患者目前倾向于哪种疾病诊断？

考生版 3/6

3. 对该患者进行体格检查时，你需要特别关注的情况有哪些？

考生版 4/6

查体：T 36.8 ℃，P 110 次/分，R 24 次/分，BP 130/80 mmHg，SpO_2 90%，身高 175 cm，

体重 55 kg，BMI 18.0 kg/m²，神志清楚，精神差，皮肤弹性差、唇舌干燥、眼窝凹陷，呼出气味为烂苹果味，双肺呼吸音清，未闻及干湿性啰音，心率 110 次/分，律齐，腹软，剑突下轻度压痛，余腹部无压痛，全腹无反跳痛，肝、脾肋下未触及，双侧膝反射正常引出，双侧足背动脉搏动减弱。

4. 为进一步明确诊断并评估病情，需立即安排的检查有哪些？

患者检查结果回报：

（1）血常规：WBC 10.99×10⁹/L，N％ 88.1％，Hb 139 g/L，Plt 294×10⁹/L。

（2）生化：ALT18 U/L AST 16 U/L，ALB 46 g/L，BUN 8.8 mmol/L，SCr 61 μmol/L；K 6.35 mmol/L，Na 127.3 mmol/L，Cl 99 mmol/L，Glu 28.5 mmol/L，Osmo 283.08 mmol/L，CO_2-CP 5.2 mmol/L。

（3）酮体：阳性。

（4）动脉血气分析：pH 7.01，$PaCO_2$ 11.00 mmHg，PaO_2 92 mmHg，SaO_2 92％，HCO_3 < 3 mmol/L，Lac 2.4 mmol/L。

（5）心电图：窦性心动过速。

5. 作为接诊医生，您需要立即进行的主要处置有哪些？

6. 糖尿病慢性并发症有哪些？
7. 患者出院后应该选择何种降糖方案？
8. 请为该患者制定出院后的糖尿病营养食谱。

二、考官版

患者，男，20 岁，大学生。主因"口干、多饮、多尿 1 月，呕吐 2 天"就诊。1 月前出现口干、多饮、多尿等症状，每日饮水量约 3500 mL，尿量约 3000 mL。2 天前进食早餐后出现呕吐情况，为胃内容物，无咖啡色样物，不伴腹痛、腹泻及发热，于当地诊所就诊，予以"止吐"治疗，但症状无缓解，遂急诊就诊。自发病以来，精神不佳，全身乏力明显，否认头痛，体重下降约 5 kg。既往体健，否认吸烟及饮酒史。

1. 请说出该患者此次口干、多饮、多尿的可能原因。（6 分）
（1）糖尿病。（2 分）
（2）尿崩症。（2 分）

（3）精神性烦渴。（2分）

2. 该患者目前倾向于哪种疾病诊断？（2分）

糖尿病。

3. 对该患者进行体格检查时，你需要特别关注的情况有哪些？（21分）

（1）生命体征：T 36.8 ℃（1分），P 110 次/分（1分），R 24 次/分（1分），BP 130/80 mmHg（1分），SpO_2 90%（1分）。

（2）神志清楚。（1分）

（3）呼吸急促。（1分）

（4）呼出气味：烂苹果味。（2分）

（5）皮肤黏膜：皮肤弹性差（1分）、唇舌干燥（1分）、眼窝凹陷（1分）、估计脱水程度（中度脱水）（1分）。

（6）双肺听诊：双肺呼吸音清，未闻及啰音。（2分）

（7）心脏听诊：心率 110 次/分，律齐。（2分）

（8）腹部查体：触诊腹平软，腹部无压痛及反跳痛，肝脾肋下未及。（2分）

（9）体重指数：身高 175 cm，体重 55 kg，BMI 18.0 kg/m^2。（2分）

4. 为进一步明确诊断并评估病情，需立即安排的检查有哪些？（9分）

（1）血常规：WBC 10.99×10^9/L，N% 88.1%，Hb 139 g/L，Plt 294×10^9/L。（1分）

（2）生化：ALT 18 U/L，AST 16 U/L，ALB 46 g/L，BUN 8.8 mmol/L，SCr 61 μmol/L，K 6.35 mmol/L，Na 127.3 mmol/L，Cl 99 mmol/L，Glu 28.5 mmol/L，Osmo 283.08 mmol/L，CO_2-CP 5.2 mmol/L。（3分）

（3）酮体：阳性。（2分）

（4）动脉血气分析：pH 7.01，$PaCO_2$ 11.00 mmHg，PaO_2 92 mmHg，SaO_2 92%，$HCO_3 <$ 3 mmol/L，Lac 2.4 mmol/L。（2分）

（5）心电图：窦性心动过速。（1分）

5. 作为接诊医生，需要立即进行的主要处置有哪些？（30分）

（1）下病重通知。（1分）

（2）吸氧：低流量持续吸氧。（2分，答"吸氧"得1分）

（3）记出入量。（2分）

（4）补液：

① 原则：先快后慢（1分），先盐后糖（1分）。

② 补液量：DKA 失水量可达体重的 10% 以上，按发病前体重（60 kg）的 10% 估算，即 6000 mL。（1分）

③ 补液速度:开始补液速度需快(1分);患者中度脱水,心功能及肾功能正常,治疗前2~4小时补液速度为500 mL/h(1分),以后减为250 mL/h(1分);患者可饮水,可采取静脉和口服两条途径补液(1分);前4小时输入总失水量的1/3~1/2(2000~3000 mL)(1分);其余部分酌情于24~48小时内补足(1分)。

④ 补液种类:开始以生理盐水为主(1分);当血糖下降至13.9 mmol/L时(1分),换用5%葡萄糖氯化钠溶液(患者血钠低)(1分),按照每2~4 g葡萄糖加入1 U短效胰岛素配比(1分)。

(5) 降糖:连续静脉输注胰岛素0.1 U/kg(1分),监测(1~2小时)指尖血糖(1分),血糖下降速度以每小时3.9~6.1 mmol/L为宜(1分),根据血糖情况调整胰岛素剂量(1分)。

(6) 纠正酸碱平衡:补碱指征:$pH<7.1$,$HCO_3^-<5$ mmol/L(1分),小剂量分1~2次补碱(1分)。

(7) 维持水电解质平衡:注意补钾,患者血钾<5.2 mmol/L,尿量>40 mL/h时,需开始补钾(1分),24小时补钾总量6~10 g(1分),每小时输入氯化钾不超过1.5 g(1分);每2~4小时复查血电解质(1分)、酮体(1分)。

(8) 护胃止吐对症处理。(1分)

6. 糖尿病慢性并发症有哪些?(10分)

(1) 微血管病变。(3分)

(2) 动脉粥样硬化性心血管病。(3分)

(3) 神经系统并发症。(1分)

(4) 糖尿病足。(2分)

(5) 其他(如口腔疾病、皮肤病变、视网膜黄斑病)。(1分)

7. 患者出院后应该选择何种降糖方案?(4分)

每日多次皮下胰岛素注射(2分)或者胰岛素皮下泵治疗(2分)。(答"胰岛素治疗",得2分)

8. 请为该患者制定出院后的糖尿病营养食谱(8分,只要写出原则即可得分,可不说出具体数值。)

(1) 计算理想体重:175-105=70(kg)。(1分)

(2) 判断体型:计算BMI:18.0 kg/m²,(70-55)÷70≈21%,低于理想体重21%,属于消瘦型。(1分)

(3) 确定热量级别:患者为在校大学生,属于轻体力劳动者,每日所需热量为30 kcal/kg,患者体型消瘦,能量摄入可适当增加10%~20%,即33~36 kcal/kg。(1分)

(4) 计算每日所需总热量。(1分)

(5) 计算每日碳水化合物供给量。(1分)

(6) 计算每日蛋白质供给量。(1分)

（7）计算每日脂肪供给量。（1分）

（8）规律饮食，定时定量：可按每日三餐分配为1/5、2/5、2/5或1/3、1/3、1/3模式分配，注意限盐每日小于6 g。（1分）

三、评分表

项　　　目		分值	得分
1. 该患者此次口干、多饮、多尿的可能原因（6分）	（1）糖尿病	2	
	（2）尿崩症	2	
	（3）精神性烦渴	2	
2. 该患者目前的诊断（2分）	糖尿病	2	
3. 体格检查重点（21分）	（1）生命体征：T(1分)，P(1分)，R(1分)，BP(1分)；SpO_2(1分)	5	
	（2）神志	1	
	（3）呼吸急促	1	
	（4）呼出气味	2	
	（5）皮肤、黏膜：皮肤弹性差、唇舌干燥、眼窝凹陷、估计脱水程度（中度脱水）（各1分）	4	
	（6）腹部查体	2	
	（7）肺部听诊	2	
	（8）心脏听诊	2	
	（9）体重指数	2	
4. 安排的辅助检查（9分）	（1）血常规	1	
	（2）生化	3	
	（3）酮体	2	
	（4）动脉血气	2	
	（5）心电图	1	
5. 需立即进行的处置（30分）	（1）下病重通知	1	
	（2）吸氧：低流量持续吸氧（2分，答"吸氧"得1分）	2	
	（3）记出入量	2	
	（4）补液（13分，说出原则即可得分） ① 原则：先快后慢（1分），先盐后糖（1分）	2	
	② 补液量：DKA失水量可达体重的10%以上，按发病前体重（60 kg）的10%估算，即6000 mL（1分）	1	

项　　目			分值	得分
		③ 补液速度： 开始补液速度需快(1分)；患者中度脱水，心功能及肾功能正常，治疗前2~4小时补液速度为500 mL/h(1分)，以后减为250 mL/h(1分)；患者可饮水，可采取静脉和口服两种途径补液(1分)；前4小时输入总失水量的1/3~1/2(2000~3000 mL)(1分)；其余部分酌情于24~48小时内补足(1分)	6	
		④ 补液种类： 开始以生理盐水为主(1分)，当血糖下降至13.9 mmol/L时(1分)，换用5%葡萄糖氯化钠溶液(患者血钠低)(1分)，按照每2~4 g葡萄糖加入1 U短效胰岛素配比(1分)	4	
	(5) 降糖 (4分)	① 连续静脉输注胰岛素平均每小时0.1 U/kg	1	
		② 监测1~2小时指尖血糖	1	
		③ 血糖下降速度以每小时3.9~6.1 mmol/L为宜	1	
		④ 根据血糖情况调整胰岛素剂量	1	
	(6) 纠正酸 碱平衡 (2分)	① 补碱指征	1	
		② 小剂量分1~2次补碱	1	
	(7) 维持水 电解质平 衡(5分)	① 注意补钾，患者血钾<5.2 mmol/L，尿量>40 mL/h时，需开始补钾	1	
		② 24小时补钾总量6~10 g	1	
		③ 每小时输入量不超过1.5 g	1	
		④ 每2小时复查血电解质(1分)、酮体(1分)	2	
	(8) 护胃止吐对症处理		1	
6. 糖尿病慢性并发症 (10分)	(1) 微血管病变		3	
	(2) 动脉粥样硬化性心血管疾病		3	
	(3) 神经系统并发症		1	
	(4) 糖尿病足		2	
	(5) 其他		1	
7. 出院后的降糖方案 (4分)	每日多次皮下胰岛素注射(2分)或者胰岛素皮下泵治疗(2分)(答"胰岛素治疗"，得2分)		4	
8. 制定糖尿病营养食谱(8分，说出原则即可得分，可不计算具体数值)	(1) 计算理想体重：175－105＝70(kg)		1	
	(2) 判断体型：计算BMI：18.0 kg/m²，(70－55)÷70≈21%，低于理想体重21%，属于消瘦型		1	

项　　目	分值	得分
（3）确定热量级别：患者为在校大学生，属于轻体力劳动，每日所需热量为 30 kcal/kg，患者体型消瘦，能量摄入可适当增加 10%～20%，即 33～36 kcal/kg	1	
（4）计算每日所需总热量	1	
（5）计算每日碳水化合物供给量	1	
（6）计算每日蛋白质供给量	1	
（7）计算每日脂肪供给量	1	
（8）规律饮食，定时定量：可按每日每日三餐分配为 1/5、2/5、2/5 或 1/3、1/3、1/3 模式分配，注意限盐每日小于 6 g	1	
表达简单、明了	5	
临床思维清晰	5	
总　　分	100	

考官签名：　　　　　　　　　　　　　　　　　日期：　　年　月　日

模 拟 题 2

一、考生版

考生版 1/6

患者，男，35 岁，主因"多食、易饥伴怕热多汗 1 年"就诊。1 年前患者开始出现多食、易饥、怕热、多汗等症状。常因小事与别人争吵，难以自控，食欲旺盛，夜间失眠多梦，需借助安眠药辅助睡眠。否认双眼胀痛、畏光、流泪；否认恶心、呕吐；活动后心慌明显，有时伴胸闷；否认胸痛，否认下蹲后起立困难；否认有四肢麻木及乏力症状，否认高枕卧位。今日来诊。自发病以来，精神良好。大便每天 3～4 次，成形，黄色，小便无异常，体重下降约 6 kg。既往体健，否认吸烟及饮酒史。

1. 请该患者目前的诊断首先应考虑何种疾病？

考生版 2/6

2. 对该患者进行体格检查时，你需要特别关注的情况有哪些？

考生版 3/6

查体：T 36.8 ℃，P 118 次/分，R 26 次/分，BP 128/62 mmHg，身高 178 cm，体重60 kg，

神志清楚,精神可,双手心湿热,颈部多汗,双侧眼球无突出,双侧眼睑无水肿,巩膜无黄染,结膜无充血,Stellwag 征、Graefe 征、Joffroy 征和 Mobius 征均为阴性,颈软,气管居中,双侧甲状腺Ⅱ度肿大,随吞咽上下移动,两侧对称,质软,无压痛,未触及结节,可闻及血管杂音。双肺呼吸音清,未闻及干湿性啰音,心率 118 次/分,律齐,心界不大,第一心音亢进,各瓣膜区未闻及病理性杂音,腹软,肝、脾肋下未触及,全腹部无压痛及反跳痛,双侧膝反射正常引出,双手闭目细颤阳性,双下肢未见水肿。

3. 为明确诊断并评估病情,需要进行哪些检查?

患者部分检查结果回报:

(1) FT_3 15.82 pmol/L,FT_4 60.55 pmol/L,TSH 0.011 mIU/L。

(2) 促甲状腺素受体抗体(TRAb) 38.3 IU/L。

(3) 甲状腺 T 系列:甲状腺过氧化物酶抗体 56 IU/mL,甲状腺球蛋白抗体 409 IU/mL,甲状腺球蛋白 90 μg/L。

(4) 甲状腺 B 超:甲状腺右叶 19 mm×17 mm×55 mm,左叶 18 mm×15 mm×50 mm,峡部厚 6.4 mm,甲状腺回声增粗、均匀,包膜完整;CDFI:腺体内见较丰富的彩色血流信号。诊断:甲状腺弥漫性病变。

(5) 血常规:WBC $6.51×10^9$/L,N% 51%,Hb 133 g/L,Plt $178×10^9$/L。

(6) 生化:ALT 22 U/L,AST 30 U/L,ALB 40 g/L,TBIL 13.5 μmol/L,SCr 75.2 μmol/L,K 4.3 mmol/L,Glu 6.5 mmol/L。

(7) 心电图:窦性心动过速。

(8) 心脏彩超:基本正常超声心动图。

4. 该患者甲状腺功能亢进症的病因是什么?
5. 作为接诊医生,你目前的治疗方案选择有哪些?

6. 若患者选择口服抗甲状腺药物治疗,需交代患者的注意事项主要包括哪些?

该患者服用甲巯咪唑 2 周后,复查肝功能提示:ALT 220 U/L,AST 146 U/L。

7. 作为接诊医生,接下来你调整的治疗方案主要有哪些?

二、考官版

患者,男,35岁,主因"多食、易饥伴怕热多汗1年"就诊。1年前患者开始出现多食、易饥、怕热、多汗等症状。常因小事与别人争吵,难以自控,食欲旺盛,夜间失眠多梦,需借助安眠药辅助睡眠。否认双眼胀痛、畏光、流泪,否认恶心、呕吐;活动后心慌明显,有时伴胸闷;否认胸痛,否认下蹲后起立困难,否认有四肢麻木及乏力症状,否认高枕卧位。今日来诊。自发病以来,精神良好。大便每天3~4次,成形,黄色,小便无异常,体重下降约6 kg。既往体健,否认吸烟及饮酒史。

1. 该患者目前的诊断首先应考虑何种疾病?(3分)

甲状腺功能亢进症。

2. 对该患者进行体格检查时,你需要特别关注的情况有哪些?(46分)

(1) 生命体征:T 36.8 ℃(1分),P 118 次/分(1分),R 26 次/分(1分),BP 128/62 mmHg(1分)。

(2) 皮肤湿热。(2分)

(3) 颈部及甲状腺:气管居中(2分),双侧甲状腺Ⅱ度肿大(2分),随吞咽上下移动,两侧对称(2分),质软(2分),无压痛(2分),无震颤(2分),未触及结节(2分),可闻及血管杂音(2分)。

(4) 眼征:双侧眼球无突出(2分),眼睑无水肿(2分),巩膜无黄染(2分),Stellwag 征(2分),Graefe 征(2分),Joffroy 征(2分)和 Mobius 征(2分)。

(5) 肺部听诊:双肺呼吸音清。(1分)

(6) 心脏:心界不大(1分),心率 116 次/分,律齐(2分),第一心音亢进(1分)。

(7) 腹部:腹软,无压痛。(1分)

(8) 双手闭目细颤征:阳性。(2分)

(9) 双下肢水肿:无。(2分)

3. 为明确诊断并评估病情,需要进行哪些检查?(18分)

(1) 甲状腺功能:FT_3 15.82 pmol/L(1分),FT_4 60.55 pmol/L(1分),TSH 0.011 mIU/L(1分)。

(2) TRAb 38.3 IU/L。(2分)

(3) 甲状腺 T 系列:甲状腺过氧化物酶抗体 56 IU/mL,甲状腺球蛋白抗体 409 IU/mL,甲状腺球蛋白 90 μg/L。(3分)

(4) 甲状腺 B 超:甲状腺右叶 19 mm×17 mm×55 mm,左叶 18 mm×15 mm×50 mm,峡部厚 6.4 mm,甲状腺回声增粗、均匀,包膜完整。CDFI:腺体内见较丰富的彩色血流信号。诊断:甲状腺弥漫性病变。(2分)

(5) 血常规:WBC $6.51×10^9$/L,N％ 51％,Hb 133 g/L,Plt $178×10^9$/L。(2分)

（6）生化：ALT 22 U/L AST 30 U/L，ALB 40 g/L，TBIL 13.5 μmol/L，K 4.30 μmol/L，Glu 6.5 μmol/L。（2分）

（7）心电图：窦性心动过速。（2分）

（8）心脏彩超：基本正常超声心动图。（2分）

4. 该患者甲状腺功能亢进症的病因是什么？（3分）

弥漫性毒性甲状腺肿（Graves病）。

5. 作为接诊医生，你目前选择的治疗方案有哪些？（8分）

（1）低碘饮食。（2分）

（2）控制心率：普萘洛尔。（2分，答"控制心率"得1分）

（3）口服抗甲状腺药物：甲巯咪唑（2分，答"药物治疗"得1分），或者放射碘治疗（2分）

6. 若患者选择口服抗甲状腺药物治疗，需交代患者的注意事项主要包括哪些？（6分）

（1）服药后有无全身皮疹（1分）及瘙痒（1分）。

（2）监测肝功能。（2分）

（3）监测血常规。（2分）

服用甲巯咪唑2周后，复查肝功能提示：ALT 220 U/L，AST 146 U/L。

7. 作为接诊医生，接下来你调整的治疗方案主要包括哪些？（6分）

（1）停用甲巯咪唑。（2分）

（2）保肝降酶治疗。（2分）

（3）放射碘治疗。（2分）

三、评分表

考号：　　　　　　　　　　　姓名：

项　　目		分值	得分
1. 患者目前的诊断（3分）	甲状腺功能亢进症	3	
2. 体格检查重点（46分）	（1）生命体征：T（1分），P（1分），R（1分），BP（1分）	4	
	（2）皮肤湿热	2	
	（3）颈部及甲状腺查体：气管居中（2分），双侧甲状腺Ⅱ度肿大（2分），随吞咽上下移动，两侧对称（2分），质软（2分），无压痛（2分），无震颤（2分），未触及结节（2分），可闻及血管杂音（2分）	16	

项 目		分值	得分
	(4) 眼征:双侧眼球无突出(2分),眼睑无水肿(2分),巩膜无黄染(2分),Stellwag 征(2分),Graefe 征(2分),Joffroy 征(2分)和 Mobius 征(2分)	14	
	(5) 肺部听诊	1	
	(6) 心脏:心界不大(1分),心率 116 次/分,律齐(2分),第一心音亢进(1分)	4	
	(7) 腹部:腹软,无压痛	1	
	(8) 闭目细颤征	2	
	(9) 双下肢不肿	2	
3. 安排的辅助检查 (18 分)	(1) 甲状腺功能(3分)、TRAb(2分)	5	
	(2) 甲状腺 T 系列:甲状腺过氧化物酶抗体、甲状腺球蛋白抗体、甲状腺球蛋白	3	
	(3) 甲状腺 B 超	2	
	(4) 血常规(2分)、肝功能(2分)	4	
	(5) 心电图	2	
	(6) 心脏彩超	2	
4. 该患者甲状腺功能亢进症的病因(3分)	弥漫性毒性甲状腺肿(Graves 病)	3	
5. 目前选择的治疗方案(8分)	(1) 低碘饮食	2	
	(2) 控制心率:普萘洛尔(2分,答"控制心率"得 1 分)	2	
	(3) 口服抗甲状腺药物:甲巯咪唑(2分,答"药物治疗"得 1 分)或者放射碘治疗(2分)	4	
6. 口服抗甲状腺药物后注意事项(6分)	(1) 服药后有无全身皮疹(1分)及瘙痒(1分)	2	
	(2) 监测肝功能	2	
	(3) 监测血常规	2	
7. 接下来调整的治疗方案(6分)	(1) 停用甲巯咪唑	2	
	(2) 保肝降酶治疗	2	
	(3) 放射碘治疗	2	
表达简单、明了		5	
临床思维清晰		5	
总 分		100	

考官签名: 　　　　　　　　　　　　　　　　　　日期: 　　年　　月　　日

模 拟 题 3

一、考生版

患者,女,58岁,主因"反复胸腰背部疼痛1年,加重伴全身骨痛1周"就诊。1年前搬重物后出现胸部背部疼痛,于当地医院就诊,诊断为"第5胸椎骨折",未手术,予以卧床休息;2月后无明显诱因下出现腰背部疼痛,行相关检查,诊断为"腰3、腰4椎体骨折",卧床休息后疼痛好转;2月后再次发作,仍卧床休息,1周前症状加重伴全身骨痛,疼痛部位不固定,伴全身无力,现为求进一步诊治收治入院。病程中,患者否认长期口服糖皮质激素,无发热,无咳嗽咳痰或咯血及鼻出血,无胸闷气喘,无反酸嗳气不适,食欲佳,大小便正常,睡眠可,无体重下降。既往无高血压病、糖尿病、慢性肾病病史,无手术史。否认吸烟、饮酒史。既往月经规律,已绝经2年。母亲有类似病史。已婚,育有一女。

1. 该患者全身骨痛的原因可能有哪些?(至少3种)。
2. 其中最可能的原因是什么?

3. 该患者可能是哪一种原发性骨质疏松?
4. 对该患者询问病史时,还应关注哪些情况?
5. 对该患者进行体格检查时,你需要特别关注的情况有哪些?

查体:T 36.6 ℃,P 66次/分,R 18次/分,BP 122/60 mmHg,身高 158 cm,体重45 kg,BMI 18.02 kg/m²,神志清楚,精神尚可,正常面容,全身淋巴结未触及肿大,甲状腺不大,双乳未触及包块,双肺呼吸音清,未闻及干湿啰音,心率84次/分,律齐,未闻及杂音及早搏,腹软,无压痛及反跳痛,胸椎轻度后凸畸形,无胸骨、两侧肋弓及双髋部压痛,第3、4腰椎棘突压痛,四肢关节未见红肿畸形,无压痛。

6. 为明确诊断,你计划安排的辅助检查有哪些?

患者检查结果回报:

(1) 血常规:WBC7.77×10⁹/L,N％ 54.0％,Hb 140 g/L,Plt 219×10⁹/L。

(2) 生化:ALT 14 IU/L,AST 16 IU/L,GGT 164 IU/L,SCr43 μmol/L,K 3.92 mmol/L,

Na 140 mmol/L,Ca 2.29 mmol/L,P 1.62 mmol/L,Glu 6.8 mmol/L。

（3）FT_3 3.90 pmol/L ,FT_4 15.01 pmol/L, TSH 2.998 mIU/L。

（4）性激素六项：雌二醇 19.00 pmol/L，促卵泡生成素 90.80 IU/L，促黄体生成素 47.29 IU/L，泌乳素 12.43 mg/L，睾酮 0.01 mmol/L，孕酮 0.54 nmol/L。

（5）肿瘤标志物全套未见异常。

（6）全段 PTH：34.70 ng/L。

（7）血尿轻链正常。

（8）25 羟维生素 D：12.390 ng/mL。

（9）骨代谢标志物：骨钙素 28.26 ng/mL，总 I 型胶原氨基端延长肽 134.50 mg/L，β-胶原特殊序列 1504.00 pg/mL。

（10）ESR、CRP、类风湿因子（RF）、HLA-B27 及 ANA 谱均为阴性。

（11）肝胆胰腺彩超泌尿系彩超未见异常。

（12）双能 X 线骨密度：腰 1～腰 4 椎体 T 值评分为－4.3，左侧股骨颈 T 值为－3.7，左侧髋关节 T 值为－3.5。结论：骨质疏松。

（13）盆腔彩超：子宫生理性萎缩，乳腺彩超未见异常。

（14）甲状腺彩超：甲状腺右叶低回声结节；甲状旁腺彩超未见异常。

（15）全身骨显像：未见异常。

7. 作为床位医生，针对该患者骨质疏松接下来选择的治疗方案是？

8. 长期用药需监测哪些指标？

二、考官版

患者，女，58 岁，主因"反复胸腰背部疼痛 1 年，加重伴全身骨痛 1 周"就诊。1 年前搬重物后出现胸部背部疼痛，于当地医院就诊，诊断为"第 5 胸椎骨折"，未手术，予以卧床休息；2 月后无明显诱因下出现腰背部疼痛，行相关检查，诊断为"腰 3、腰 4 椎体骨折"，卧床休息后疼痛好转，2 月后再次发作，仍卧床休息；1 周前症状加重伴全身骨痛，疼痛部位不固定，伴全身无力，现为求进一步诊治收治入院。病程中，患者否认长期口服糖皮质激素，无发热，无咳嗽咳痰或咯血，无胸闷气喘，无反酸嗳气不适，食欲佳，大小便正常，睡眠可，无体重下降。既往无高血压病、糖尿病、慢性肾病病史，无手术史。否认吸烟、饮酒史。既往月经规律，已绝经 2 年。母亲有类似病史。已婚，育有一女。

1. 该患者全身骨痛的原因可能有哪些？（8 分，答出 3 项得 8 分，2 项得 5 分，1 项得 3 分）

（1）原发性骨质疏松。

（2）结缔组织病如类风湿性关节炎、强直性脊柱炎等。

（3）骨肿瘤（原发性和转移性）。

（4）甲状旁腺功能亢进症。

（5）血液系统疾病如多发性骨髓瘤等。

2. 其中最可能的原因是什么？（2分）

原发性骨质疏松。

3. 该患者可能是哪一种原发性骨质疏松？（2分）

绝经后骨质疏松。

4. 对该患者询问病史时,还应关注哪些情况？（10分）

（1）有无手足抽搐。（2分）

（2）平时的饮食习惯,如牛奶等富含钙类食物的摄入情况。（2分）

（3）平时的日晒时间长短。（2分）

（4）平时的体力活动情况。（2分）

（5）近期身高有无变矮。（2分）

5. 对该患者进行体格检查时,你需要特别关注的情况有哪些？（22分）

（1）生命体征:T 36.6 ℃(1分),P 66 次/分(1分),R 18 次/分(1分),BP 122/60 mmHg(1分)。

（2）身高、体重及体重指数:身高 158 cm,体重 45 kg,BMI 18.02 kg/m^2。（2分）

（3）精神状态:神志清楚,精神尚可。（1分）

（4）有无特殊面容,有无贫血貌:正常面容。（2分）

（5）有无淋巴结肿大:浅表淋巴结未触及肿大。（3分）

（6）甲状腺大小:甲状腺不大。（2分）

（7）乳房有无包块:双乳未触及包块。（2分）

（8）心脏听诊:心率84 次/分,律齐,未闻及杂音及早搏。（1分）

（9）肺部听诊:双肺呼吸音清,未闻及干湿啰音。（1分）

（10）腹部触诊:腹软,无压痛及反跳痛。（1分）

（11）有无脊椎或关节畸形、红肿或压痛:胸椎轻度后凸畸形,无胸骨、两侧肋弓及双髋部压痛,第3、4腰椎棘突压痛,四肢关节未见红肿畸形,无压痛。（3分）

6. 为明确诊断,你计划安排的辅助检查有哪些？（26分）

（1）血常规:WBC 7.77×10^9/L,N％ 54.0％,Hb140 g/L,Plt 219×10^9/L。（1分）

（2）生化:ALT 14 IU/L,AST 16 IU/L,GGT 164 IU/L,SCr 43 μmol/L,K 3.92 mmol/L,Na 140 mmol/L,Ca 2.29 mmol/L,P 1.62 mmol/L。（1分）

（3）FT$_3$ 3.90 pmol/L,FT$_4$ 15.01 pmol/L,TSH 2.998 mIU/L。（2分）

（4）性激素六项:雌二醇 19.00 pmol/L,促卵泡生成素 90.80 IU/L,促黄体生成素

47. 29 IU/L,泌乳素 12.43 mg/mL,睾酮 0.01 nmol/L,孕酮 0.54 nmol/L。（2 分）

（5）肿瘤标志物全套未见异常(1 分)，血尿轻链正常(1 分)。

（6）全段 PTH:34.70 ng/L。（2 分）

（7）25 羟维生素 D:20.390 ng/mL。（2 分）

（8）骨代谢标志物:骨钙素 28.26 ng/mL,总 I 型胶原氨基端延长肽 134.50 mg/mL,β-胶原特殊序列 1504.00 pg/mL。（2 分）

（9）ESR(1 分)、CRP(1 分)、RF(1 分)、HLA-B27(1 分)及 ANA 谱均为阴性(1 分)。

（10）肝胆胰腺彩超泌尿系彩超未见异常。(1 分)。

（11）双能 X 线骨密度:腰 1～腰 4 椎体 T 值评分为－4.3,左侧股骨颈 T 值为－3.7,左侧髋关节 T 值为－3.5。结论:骨质疏松(2 分)。

（12）盆腔彩超:子宫生理性萎缩,乳腺彩超未见异常。（1 分）

（13）甲状腺彩超:甲状腺右叶低回声结节,甲状旁腺彩超未见异常。（1 分）

（14）全身骨显像:未见异常。（2 分）

7. 作为床位医生,接下来选择的治疗方案是什么? （12 分）

（1）对患者进行生活方式宣教:增加蛋白及含钙类食物摄入,增加日晒时间,避免跌倒,可适当予以负重锻炼。（2 分）

（2）补充钙剂及维生素 D:碳酸钙 600 mg,每天一次;骨化三醇或阿法骨化醇 0.25 μg,每天一次。（2 分）

（3）止痛治疗:选择非甾体类消炎药如布洛芬或塞来昔布,如效果不佳,可给以降钙素制剂。（2 分）

（4）二膦酸盐:如唑来膦酸定期静脉用或阿仑膦酸钠口服。（2 分）

（5）PTH 类似物。（2 分）

（6）雌激素补充,如替勃龙 1.25～2.5 mg,每天一次。（2 分）

8. 长期用药需监测哪些指标? （8 分）

（1）血钙磷。（2 分）

（2）骨代谢标志物。（2 分）

（3）骨密度。（2 分）

（4）乳腺和妇科检查。（2 分）

三、评分表

项　　目		分值	得分
1. 该患者全身骨痛的可能原因(8分,答对1项得3分,2项得6分,3项得8分)	原发性骨质疏松,结缔组织病如类风湿性关节炎或强直性脊柱炎等,骨肿瘤(原发性和转移性),甲状旁腺功能亢进症,血液系统疾病如多发性骨髓瘤	8	
2. 该患者全身骨痛最可能的原因(2分)	原发性骨质疏松	2	
3. 该患者是哪一种原发性骨质疏松(2分)	绝经后骨质疏松	2	
4. 对该患者询问病史时,应关注的情况(10分)	(1) 手足抽搐	2	
	(2) 是否有饮用牛奶等习惯	2	
	(3) 日晒时间	2	
	(4) 体力活动	2	
	(5) 近期身高有无变矮	2	
5. 体格检查要点(22分)	(1) 生命体征:T(1分),P(1分),R(1分),BP(1分)	4	
	(2) 身高、体重及体重指数	2	
	(3) 精神状态	1	
	(4) 面容	2	
	(5) 浅表淋巴结触诊	3	
	(6) 甲状腺(2分),乳腺触诊(2分)	4	
	(7) 心肺听诊	2	
	(8) 腹部触诊	1	
	(9) 脊椎、胸骨或四肢关节有无畸形、红肿或压痛	3	
6. 安排的辅助检查(26分)	(1) 血常规(1分),生化(1分)	2	
	(2) FT_3-FT_4-TSH(2分),性激素六项(2分),全段PTH(2分)	6	
	(3) 血尿轻链(1分),肿瘤标志物(1分)	2	
	(4) 25羟维生素D(2分),骨代谢标志物(2分)	4	
	(5) ESR(1分),CRP(1分),RF(1分),HLAB-27(1分),ANA谱等风湿指标(1分)	5	
	(6) 肝胆胰脾彩超(1分),盆腔彩超(1分),甲状腺彩超(1分)	3	
	(7) 骨密度	2	
	(8) 全身骨显像	2	

项　　目		分值	得分
7. 治疗方案(12分)	(1) 生活方式改善:注意饮食、增加运动	2	
	(2) 补充钙剂及维生素D	2	
	(3) 止痛	2	
	(4) 二膦酸盐	2	
	(5) PTH	2	
	(6) 雌激素补充	2	
8. 长期用药需监测的指标(8分)	(1) 血钙磷	2	
	(2) 骨代谢标注物	2	
	(3) 骨密度	2	
	(4) 乳腺和妇科检查	2	
表达简单、明了		5	
临床思维清晰		5	
总　　分		100	

考官签名:　　　　　　　　　　　　　　　　　日期:　　　年　　　月　　　日

模 拟 题 4

一、考生版

考生版 1/3

　　患者,女,68岁,退休职工,主因"颜面部水肿圆润潮红伴体重进行性增加3年"入院。3年前开始出现颜面部及双下肢水肿,面部较以前圆润、潮红,伴体重进行性增加,腹部肥胖,四肢较为纤细,每年增加2.5～3 kg,伴下肢无力。患者无明显头晕头痛,无视野缺损,无心慌胸闷,无夜间端坐呼吸,无呼吸困难,否认糖皮质激素类用药史,现拟诊"水肿待查"收住入院。病程中,食欲佳,无血尿,小便无泡沫,大、小便正常,睡眠一般,近期体重增加,体力基本如常。既往史:否认肝炎、结核、肾脏疾病等病史。高血压病史2年,血压最高达180/100 mmHg,口服贝那普利10 mg及氨氯地平,每天一片,血压控制正常范围;1年前在当地医院被诊断为"冠心病",现口服拜阿司匹林、阿托伐他汀、美托洛尔缓释片,每天1片。2年前跌倒致"骨盆骨折",当时外院诊断为"骨质疏松"并予以药物治疗(具体不详)。

　　1. 请说出该患者水肿伴体重增加的原因有哪些?(至少3种)

　　2. 其中最可能的原因是什么?

3. 对患者进行体格检查时,你需要特别关注的情况有哪些?

查体:T 36.5 ℃,P 88 次/分,R 16 次/分,BP 160/92 mmHg。身高 153 cm,体重 69 kg,BMI 29.48 kg/m²。神志清楚,精神良好,头发稀疏,满月脸,面色潮红,可见较多痤疮,发际线低,眉毛浓,向心性肥胖,颈部可见脂肪堆积,甲状腺未触及肿大,双肺呼吸音清,未闻及干湿啰音,心率 88 次/分,律齐,未闻及杂音及早搏,腹膨软,无压痛及反跳痛,腹壁可见宽大紫纹,四肢纤细,皮肤菲薄,双下肢中度凹陷性水肿。

4. 为明确诊断,你计划安排的辅助检查有哪些?

患者检查的结果回报:

(1) 血常规:WBC $7.55×10^9$/L,N% 70.1%,Hb 141 g/L,Plt $195×10^9$/L。

(2) 生化:Glu 4.62 mmol/L,SCr 100 μmol/L,ALT 17 IU/L,AST 16 IU/L,ALB 35.3 g/L,K 2.96 mmol/L,Na 154 mmol/L。餐后 2 小时血糖:15.92 mmol/L。

(3) FT_3 3.62 pmol/L,FT_4 10.90 pmol/L,TSH 3.132 mIU/L。

(4) 尿常规:红细胞(一),白细胞(一),尿蛋白(一)。

(5) 性激素六项:睾酮 2.87 nmol/L,促黄体生成素 17.46 IU/L,雌二醇 231.00 pmol/L,孕酮 2.43 nmol/L,泌乳素 12.54 mg/L,促卵泡生成素 54.69 IU/L。

(6) 血清生长激素:0.05 mg/L;胰岛素样生长因子-1:212.00 mg/L。

(7) 24 小时尿游离皮质醇:1856.00 nmol/24h。

(8) 皮质醇昼夜节律:

① 皮质醇(8 A.M.)736.10 nmol/L,ACTH(8AM)126.50 pg/mL。

② 皮质醇(4 P.M.)672.08 nmol/L,ACTH(4PM)109.30 pg/mL。

③ 皮质醇(12 P.M.)767.59 nmol/L,ACTH(12PM)89.10 pg/mL。

(9) 小剂量地塞米松抑制试验:皮质醇 700.80 nmol/L,ACTH 127.00 pg/mL;尿皮质醇:1774.66 nmol/d。

(10) 大剂量地塞米松抑制试验:皮质醇:177.35 nmol/L,ACTH 49.90 pg/mL;尿皮质醇:385.00 nmol/d。

(11) 胸部 CT:双肺多发结节。

(12) 垂体增强磁共振:垂体前叶后部异常信号,直径约为 0.4 cm。

(13) 肾上腺 CT 平扫＋增强:双侧肾上腺增生。

5. 库欣综合征有哪些病因,该患者库欣综合征的具体病因是什么,还需要进一步检查吗?

6. 该患者下一步的治疗方案?

7. 围手术期如何处理?

8. 术后随访需注意监测哪些实验室检查?

二、考官版

患者,女,68 岁,退休职工,主因"颜面部水肿圆润潮红伴体重进行性增加 3 年"入院。3 年前开始出现颜面部及双下肢水肿,面部较以前圆润、潮红,伴体重进行性增加,腹部肥胖,四肢较为纤细,每年增加 2.5～3 kg,伴下肢无力。患者无明显头晕头痛,无视野缺损,无心慌胸闷,无夜间端坐呼吸,无呼吸困难,否认糖皮质激素类用药史,现拟诊"水肿待查"收住入院。病程中,食欲佳,无血尿,小便无泡沫,大、小便正常,睡眠一般,近期体重增加,体力基本如常。既往史:否认肝炎、结核、肾脏疾病等病史。高血压病史 2 年,血压最高达 180/100 mmHg,口服贝那普利 10 mg 及氨氯地平,每天一片,血压控制正常范围;1 年前在当地医院被诊断为"冠心病",现口服拜阿司匹林、阿托伐他汀、美托洛尔缓释片,每天一片。2 年前跌倒致"骨盆骨折",当时外院诊断为"骨质疏松"并予以药物治疗(具体不详)。

1. 请说出该患者水肿伴体重增加的原因可能有哪些?（8 分,答出 3 项得 8 分,2 项得 5 分,1 项得 3 分）

（1）皮质醇增多症或库欣综合征。

（2）甲状腺功能减退。

（3）肥胖性水肿。

（4）心源性水肿。

（5）肾源性水肿。

（6）肝源性水肿。

2. 其中最可能的原因是什么?（3 分）

皮质醇增多症或库欣综合征。

3. 对患者进行体格检查时,你需要特别关注的情况有哪些?（22 分）

（1）生命体征:T 36.5 ℃(1 分),P 88 次/分(1 分),R 16 次/分(1 分),BP160/92 mmHg(1 分)。

（2）体重指数:身高 153 cm,体重 69 kg,BMI 29.48 kg/m^2。(2 分)

（3）精神状态:神志清楚,精神良好。(1 分)

（4）面容:满月脸,面色潮红,可见较多痤疮。(2 分)

（5）体型:向心性肥胖,颈项部可见脂肪堆积,四肢纤细。(2 分)

（6）皮肤及毛发分布:四肢皮肤菲薄,腹壁皮肤可见紫纹,头发稀疏。(2 分)

（7）甲状腺：甲状腺未触及肿大。（2分）

（8）双肺：双肺呼吸音清，未闻及干湿啰音。（2分）

（9）心脏：心率 88 次/分，律齐，未闻及杂音及早搏（2分）

（10）腹部：腹膨软，无压痛及反跳痛。（2分）

（11）下肢水肿：双下肢中度凹陷性水肿。（1分）

4. **为明确诊断，你计划安排的辅助检查有哪些？（28分）**

（1）血常规：WBC 7.55×10^9/L，N% 70.1%，Hb 141 g/L，Plt 195×10^9/L。（1分）

（2）生化：Glu 4.62 mmol/L，SCr 100 μmol/L，ALT 17 IU/L，AST 16 IU/L，ALB 35.3 g/L，K 2.96 mmol/L，Na 154 mmol/L（1分）。餐后 2 小时血糖：15.92 mmol/L（1分）。

（3）FT_3 3.62 pmol/L，FT_4 10.90 pmol/L，TSH 3.132 mIU/L。（1分）

（4）尿常规：红细胞（一），白细胞（一），尿蛋白（一）。（1分）

（5）性激素六项：睾酮 2.87 nmol/L，促黄体生成素 17.46 IU/L，雌二醇 231.00 pmol/L，孕酮 2.43 nmol/L，泌乳素 12.54 mg/L，促卵泡生成素 54.69 IU/L。（2分）

（6）血清生长激素：0.05 mg/L；胰岛素样生长因子-1：212.00 mg/L。（2分）

（7）24 小时尿游离皮质醇：1856.00 nmol/24h。（3分）

（8）皮质醇昼夜节律：

① 皮质醇（8 A.M.）736.10 nmol/L，ACTH（8AM）126.50 pg/mL。（1分）

② 皮质醇（4 P.M.）672.08 nmol/L，ACTH（4PM）109.30 pg/mL。（1分）

③ 皮质醇（12 P.M.）767.59 nmol/L，ACTH（12PM）89.10 pg/mL。（1分）

（9）小剂量地塞米松抑制试验：皮质醇 700.80 nmol/L，ACTH 127.00 pg/mL；尿皮质醇：1774.66 nmol/d。（3分）

（10）大剂量地塞米松抑制试验：皮质醇：177.35 nmol/L，ACTH 49.90 pg/mL；尿皮质醇：385.00 nmol/d。（3分）

（11）胸部 CT：双肺多发结节。（2分）

（12）垂体增强磁共振：垂体前叶后部异常信号，直径约为 0.4 cm。（3分）

（13）肾上腺 CT 平扫＋增强：双侧肾上腺增生。（2分）

5. **库欣综合征有哪些病因，该患者库欣综合征的具体病因是什么？（11分）**

（1）库欣病（1分），异位 ACTH 综合征（1分），异位 CRH 综合征（1分），肾上腺皮质腺瘤（1分），肾上腺皮质腺癌（1分），双侧肾上腺小结节性增生（1分），双侧肾上腺大结节性增生（1分）。

（2）库欣病。（4分）

6. **该患者下一步的治疗方案是什么？（10分）**

（1）经蝶窦切除垂体病灶。（2分）

（2）若经蝶窦未找到病灶，可根据情况选择垂体放疗（2分）、双侧肾上腺切除及术后激素替代治疗（2分）；或选择药物治疗，包括生长抑素、阻滞肾上腺皮质激素合成的药物及影响神经递质的药物（2分，只答出"药物治疗"得1分）。

（3）控制血糖血压，维持水电解质平衡。（2分）

7. 围手术期如何处理？（3分）

（1）手术前或手术中可不给予糖皮质激素治疗。（1分）

（2）手术后检测血皮质醇，根据其水平考虑是否补充，需要补充者起初可静脉补充，5～7天后根据病情改为口服生理剂量。（2分）

8. 术后随访需注意监测哪些指标？（5分）

（1）血压。（1分）

（2）血糖。（1分）

（3）电解质。（1分）

（4）各下丘脑-垂体-靶腺轴激素。（2分）

三、评分表

考号：　　　　　　　　　　　　姓名：

项　　　目		分值	得分
1. 请说出该患者水肿伴体重增加的可能原因（8分，答出3项得8分，2项得5分，1项得3分）	皮质醇增多症或库欣综合征、甲状腺功能减退、肥胖性水肿、心源性水肿、肾源性水肿、肝源性水肿	8	
2. 最可能的原因（3分）	皮质醇增多症或库欣综合征	3	
3. 体格检查要点（22分）	（1）生命体征：T（1分），P（1分），R（1分），BP（1分）	4	
	（2）神志清楚，精神状态良好	1	
	（3）体重指数	2	
	（4）向心性肥胖	2	
	（5）面容：满月脸	2	
	（6）皮肤菲薄，腹壁皮肤可见紫纹	1	
	（7）毛发分布：稀疏	1	
	（8）下肢水肿：双下肢中度凹陷性水肿	1	
	（9）甲状腺触诊（2分），肺部听诊（2分），心脏听诊（2分），腹部触诊（2分）	8	

项　　目		分值	得分
4. 安排的辅助检查 (28 分)	(1) 血常规(1 分)，生化(1 分)，尿常规(1 分)，餐后 2 小时血糖(1 分)	4	
	(2) FT₃-FT₄-TSH(1 分)、性激素六项(2 分)、血清生长激素(1 分)、胰岛素样生长因子-1(1 分)	5	
	(3) 24 小时尿游离皮质醇(3 分)及皮质醇昼夜节律(3 分)	6	
	(5) 小、大剂量地塞米松抑制试验	6	
	(6) 垂体增强磁共振	3	
	(7) 肺 CT(2 分)，肾上腺增强 CT(2 分)	4	
5. 库欣综合征的病因及该患者库欣综合征的具体病因(11 分)	(1) 库欣病，异位 ACTH 综合征，异位 CRH 综合征，肾上腺皮质腺瘤，肾上腺皮质腺癌，双侧肾上腺小结节性增生，双侧肾上腺大结节性增生(各 1 分)	7	
	(2) 库欣病	4	
6. 治疗方案(10 分)	(1) 经蝶窦切除垂体病灶	2	
	(2) 若经蝶窦未找到病灶，选择垂体放疗	2	
	(3) 双侧肾上腺切除及术后激素替代治疗	2	
	(4) 药物治疗(1 分)，阻滞肾上腺皮质激素合成的药物及影响神经递质的药物(1 分)	2	
	(5) 控制血糖血压，维持水电解质平衡	2	
7. 围手术期如何处理(3 分)	(1) 手术前或手术中可不给予糖皮质激素治疗	1	
	(2) 手术后检测血皮质醇，根据其水平考虑是否补充，需要补充者起初可静脉补充，5～7 天后根据病情改为口服生理剂量	2	
8. 术后随访需注意监测的指标(5 分)	(1) 血压(1 分)，血糖(1 分)，电解质(1 分)	3	
	(2) 各下丘脑-垂体-靶腺轴激素	2	
表达简单、明了		5	
临床思维清晰		5	
总　　分		100	

考官签名：　　　　　　　　　　　　　　　　日期：　　　年　　月　　日

第八节　风湿免疫系统模拟题

模 拟 题 1

一、考生版

考生版 1/3

患者,女,58岁,主因"双手多关节肿痛3年,加重2个月,上腹痛1月"就诊。3年前开始无明显诱因出现双手掌指关节肿痛,伴晨起时双手有僵硬感,需活动1小时以上症状方可改善。曾服中药(具体成分不详)治疗,疼痛无缓解,病变逐渐累及双手近端指间关节和双腕关节。2个月前上述受累关节肿痛加重,双手活动明显受限,每日自行服用止痛药(具体名称不详)。1月前出现明显上腹痛,伴纳差。无口干、眼干、皮疹、脱发、光过敏、发热和消瘦,无呕吐腹泻,无呕血黑便。发病以来,食纳可,大、小便及睡眠均正常,近期体重无明显改变。既往体健,无手术、外伤史,否认传染病接触史。既往月经正常,已绝经8年。已婚,育1子。无遗传病家族史。

1. 请说出该患者关节肿痛的原因有哪些?(至少3种)
2. 其中最可能的原因是什么?
3. 上腹痛最可能的原因是什么?
4. 上腹痛的诱因是什么?
5. 对该患者进行体格检查时,你需要特别关注的情况有哪些?

考生版 2/3

查体:T 36 ℃,P 70次/分,R 18次/分,BP 130/80 mmHg,神志清楚,全身皮肤无皮疹,浅表淋巴结未触及肿大,甲状腺不大。双肺呼吸音清,未闻及干湿性啰音。心界不大,心率70次/分,律齐,各瓣膜听诊区未闻及杂音。腹平软,剑突下压痛,无反跳痛,肝脾肋下未触及。关节无畸形,双手第2、3近端指间关节呈"梭形肿胀",压痛明显,双腕关节肿胀,活动轻度受限,关节皮肤无发红,皮温稍高,脊柱无畸形,无压痛,活动度正常,双膝关节浮髌试验阴性,"4"字试验阴性,双侧髋关节活动正常,无压痛,双下肢无水肿。

6. 明确诊断并评估病情,你计划安排的辅助检查有哪些?

患者检查结果回报：

（1）血常规：Hb 140 g/L,WBC 7.57×10⁹/L,Plt 345×10⁹/L。

（2）尿常规：尿蛋白（－）,尿潜血（－）。

（3）大便常规：黄、软、潜血（－）。

（4）生化：ALT 32 U/L,AST 28 U/L,SCr 88 μmol/L,UA 256 μmol/L。

（5）RF 220 IU/mL,抗环瓜氨酸肽（抗 CCP）抗体 659 IU/mL,抗角蛋白抗体（＋）。

（6）ESR 50 mm/h,CRP 16 mg/L;抗"O":43 U/L;免疫球蛋白:正常。

（7）ANA（－）,抗可提取核抗原（ENA）抗体（－）;HLA-B27（－）。

（8）免疫球蛋白:正常。

（9）心脏彩超：二尖瓣轻度返流,余未见明显异常。

（10）双手 X 线片：骨小梁稀疏,双手各近端指间关节、掌指关节间隙狭窄,双手第 2/3 掌指关节、双腕关节周围软组织肿胀。

（11）胃镜：黏膜充血、糜烂,慢性胃炎。

7. 进一步的治疗包括哪些内容？

二、考官版

患者,女,58 岁,主因"双手多关节肿痛 3 年,加重 2 个月,上腹痛 1 月"就诊。3 年前开始无明显诱因出现双手掌指关节肿痛,伴晨起时双手有僵硬感,需活动 1 小时以上症状方可改善。曾服中药（具体成分不详）治疗,疼痛无缓解,病变逐渐累及双手近端指间关节和双腕关节。2 个月前上述受累关节肿痛加重,双手活动明显受限,每日自行服用止痛药（具体名称不详）。1 月前出现明显上腹痛,伴纳差。无口干、眼干、皮疹、脱发、光过敏、发热和消瘦,无呕吐腹泻,无呕血黑便。发病以来,食纳可,大、小便及睡眠均正常,近期体重无明显改变。既往体健,无手术、外伤史,否认传染病接触史。既往月经正常,已绝经 8 年。已婚,育 1 子。无遗传病家族史。

1. 请说出该患者关节肿痛的原因有哪些？（至少 3 种）（10 分,答出 3 项得 10 分,2 项得 8 分,1 项得 4 分）

（1）类风湿关节炎。

（2）骨关节炎。

（3）痛风。

（4）强直性脊柱炎。

（5）风湿热。

（6）系统性红斑狼疮。

2. 其中最可能的原因是什么?(3分)

类风湿关节炎。

3. 上腹痛最可能的原因是什么?(3分)

慢性胃炎。

4. 上腹痛的诱因是什么?(3分)

药物的胃黏膜损伤。

5. 对该患者进行体格检查时,你需要特别关注的情况有哪些?(20分)

(1) 生命体征:T 36 ℃(1分),P 70 次/分(1分),R 18 次/分(1分),BP 130/80 mm Hg(1分)。

(2) 皮肤黏膜:无皮疹(1分),无破溃(1分),无包块(1分)。

(3) 肺部听诊:双肺呼吸音清,无干湿啰音。(2分)

(4) 心脏查体:心率 70 次/分,律齐,未闻及病理性杂音。(2分)

(5) 腹部查体:腹部平软,剑突下压痛。(2分)

(6) 关节:无畸形(2分),双手第 2、3 近端指间关节呈"梭形肿胀"(2分,答出部位得 1分,对肿胀外形进行描述得 1分),压痛明显(1分),皮温稍高(1分),双腕关节活动稍受限(1分)。

6. 为明确诊断并评估病情,你计划安排的辅助检查有哪些?(36分)

(1) 血常规:WBC 7.5×10^9/L,Hb 140 g/L,Plt 345×10^9/L。(2分)

(2) 尿常规:尿蛋白(一),尿潜血(一)。(2分)

(3) 大便常规:黄,软,潜血(一)。(2分)

(4) 生化:ALT 32 U/L,AST 28 U/L,SCr 88 μmol/L,UA 256 μmol/L。(2分)

(5) RF 220 IU/mL(3分),抗 CCP 抗体 659 IU/mL(3分),抗角蛋白抗体(+)(2分)。

(6) ANA、抗 ENA 抗体(一)(2分);HLA-B27(一)(2分)。

(7) ESR 50 mm/h(2分),CRP 16 mg/L(2分);抗"O":43 U/L(2分)。

(8) 免疫球蛋白:正常。(2分)

(9) 心脏彩超。(2分)

(10) 双手 X 线片。(3分)

(11) 胃镜。(3分)

7. 进一步的治疗包括哪些内容?(15分)

(1) 停用胃黏膜损伤药物,如非甾体抗炎药。(3分)

(2) 制酸剂、黏膜保护剂。(3分)

(3) 必要时糖皮质激素。(3分)

（4）腹痛改善后,加用改善病情抗风湿药。（3分）

（5）必要时生物制剂。（3分）

三、评分表

项 目		分值	得分
1. 关节肿痛的可能原因（10分,答出3项得10分,2项得8分,1项得4分）	类风湿关节炎;骨关节炎;痛风;强直性脊柱炎;风湿热;系统性红斑狼疮	10	
2. 最可能的原因（3分）	类风湿关节炎	3	
3. 上腹痛最可能的原因（3分）	慢性胃炎	3	
4. 上腹痛的诱因（3分）	药物的胃黏膜损伤	3	
5. 体格检查的重点（20分）	（1）生命体征:T(1分),P(1分),R(1分),BP(1分)	4	
	（2）皮肤黏膜:皮疹(1分),破溃(1分),包块(1分)	3	
	（3）肺部听诊	2	
	（4）心脏查体	2	
	（5）腹部查体	2	
	（6）关节:畸形(2分),部位(1分),肿胀(1分),压痛(1分),皮温(1分),活动度(1分)	7	
6. 安排的辅助检查（共36分）	（1）血常规	2	
	（2）尿常规	2	
	（3）大便常规(颜色、潜血)	2	
	（4）生化(肝功能、肾功能)	2	
	（5）RF(3分),抗CCP抗体(3分),抗"O"(2分)	8	
	（6）ANA、抗ENA抗体	2	
	（7）HLA-B27	2	
	（8）ESP(2分),CRP(2分),抗"O"(1分)	6	
	（9）免疫球蛋白	2	
	（10）心脏彩超	2	
	（11）双手X线片	3	
	（12）胃镜	3	

项　　目		分值	得分
7. 治疗原则(15分)	(1) 停用胃黏膜损伤药物,例如非甾体抗炎药	3	
	(2) 制酸剂、黏膜保护剂	3	
	(3) 必要时糖皮质激素	3	
	(4) 腹痛改善后,加用改善病情抗风湿药	3	
	(5) 必要时生物制剂	3	
表达简单、明了		5	
临床思维清晰		5	
总　　分		100	

考官签名：　　　　　　　　　　　　　　　　　　　日期：　　　年　　月　　日

模 拟 题 2

一、考生版

考生版 1/5

患者,女,25 岁。主因"多关节痛、口腔溃疡 3 年,发热、胸痛、面部皮疹 3 天"就诊。3 年前出现反复双腕、双肘、双膝等多处关节疼痛,无明显关节肿胀,每月口腔溃疡 1～2 次。近半年休息无规律,频繁熬夜,自觉乏力加重。3 天前骑电动车偶感风寒,随后出现发热,体温最高达 38.8 ℃,面颊红色皮疹,胸痛,呼吸时疼痛加重,无咳嗽咳痰、咯血,到急诊就诊。自发病以来精神不振、间断头疼,食欲减退,大、小便正常。既往史、个人史、家族史均无特殊。

1. 请说出此次患者发热、胸痛的原因有哪些?（至少 3 种）
2. 其中最可能的原因是什么?

考生版 2/5

3. 该患者体格检查时,你需要特别关注的情况有哪些?

考生版 3/5

查体:T 38.6 ℃,P 100 次/分,R 26 次/分,BP 120/80 mmHg。面颊部散在红色皮疹,不高出皮面、压之不褪色、无明细触痛、瘙痒,舌缘、右侧颊黏膜均可见新发溃疡,颈部、双侧腋下扪及数枚蚕豆大小淋巴结,触痛(＋),双肺呼吸音稍低,未及明显啰音,心率 100 次/分,律齐,腹平软,无压痛及反跳痛,双下肢无凹陷性浮肿,NS(－)。双手指、双肘、双膝等多处关节压痛,未见明显关节肿胀。

4. 为明确诊断、评估病情,你计划安排的进一步辅助检查有哪些?

患者检查结果回报:

(1) 血常规:RBC 3.56×10^{12}/L,Hb 100 g/L,WBC 2.85×10^{9}/L,Plt 72×10^{9}/L。

(2) 尿常规(一),大便常规(一)。

(3) ESR 120 mm/h,CRP 18 mg/L;抗"O":43 U/L。

(4) 免疫球蛋白:IgG 30.77 g/L,IgA、IgM(一),补体:C3 0.35 g/L,C4 0.04 g/L。

(5) ANA 谱:ANA 1:32000,抗 Sm(++),抗双链 DNA(dsDNA)(++),抗核糖体 P 蛋白(+)。

(6) 生化:未见明显异常。

(7) RF 25 IU/mL,抗 CCP 抗体(一),HLA-B27(一)。

(8) 双手 X 线片:未见明显异常。

(9) 肺 CT:双侧胸腔积液,双肺纹理稍增多。

(10) 心脏彩超:其余未见明显异常。

5. 该患者胸腔积液的病因是什么?
6. 该患者胸腔积液的诱因是什么?
7. 作为接诊医生,你需要进行的处置有哪些?

入院第二天患者突然出现意识丧失,牙关紧闭,双眼上翻,四肢阵挛。

8. 此时需立即进行哪些处置?

二、考官版

患者,女,25 岁。主因"多关节痛、口腔溃疡 3 年,发热、胸痛、面部皮疹 3 天"就诊。3 年前出现反复双腕、双肘、双膝等多处关节疼痛,无明显关节肿胀,每月口腔溃疡 1~2 次。近半年休息无规律,频繁熬夜,自觉乏力加重。3 天前骑电动车偶感风寒,随后出现发热,体温最高达 38.8 ℃,面颊部红色皮疹,胸痛,呼吸时疼痛加重,无咳嗽咳痰、咯血,到急诊就诊。自发病以来精神不振、间断头疼、食欲减退,大、小便正常。既往史、个人史、家族史:无特殊。

1. 请说出此次患者发热、胸痛原因有哪些?(至少 3 种)(8 分,答出 3 项得 8 分,2 项得

5 分,1 项得 3 分)

（1）系统性红斑狼疮。

（2）类风湿关节炎。

（3）白塞病。

（4）肺部感染。

（5）胸膜炎。

2. 其中最可能的原因是什么？（3 分）

系统性红斑狼疮。

3. 该患者体格检查时,你需要特别关注的情况有哪些？（25 分）

（1）生命体征：T 38.6 ℃（1 分），P 100 次/分（1 分），R 26 次/分（1 分），BP 120/80 mmHg（1 分）。

（2）皮疹：位置（1 分），颜色（1 分），是否高出皮面（1 分），鼻梁及颧颊部蝶形红斑（2 分）。

（3）口腔溃疡。（2 分）

（4）淋巴结肿大。（2 分）

（5）肺部听诊。（2 分）

（6）心脏听诊。（2 分）

（7）腹部查体。（2 分）

（8）双下肢是否凹陷性浮肿。（2 分）

（9）关节痛：分布位置（1 分），是否肿胀。（1 分）

（10）神经系统。（2 分）

4. 为明确诊断、评估病情,你计划安排的进一步辅助检查有哪些？（20 分）

（1）血常规：RBC 3.56×10^{12}/L，Hb 100 g/L，WBC 2.85×10^9/L，Plt 72×10^9/L。（1 分）

（2）尿常规（－），大便常规（－）。（1 分）

（3）ESR 120 mm/h，CRP 18 mg/L，抗"O"：43 U/L。（3 分）

（4）免疫球蛋白：IgG 30.77 g/L，IgA、IgM（－）；补体：C3 0.35 g/L，C4 0.04 g/L。（2 分）

（5）生化：未见明显异常。（1 分）

（6）RF 25 IU/mL，抗 CCP 抗体（－），HLA-B27（－）。（3 分）

（7）ANA 谱：ANA 1：32000，抗 Sm（＋＋），抗 dsDNA（＋＋），抗核糖体 P 蛋白（＋）。（3 分）

（8）双手 X 线片：未见明显异常。（1 分）

（9）肺 CT：双侧胸腔积液，双肺纹理稍增多。（2 分）

（10）心脏彩超：未见明显异常。（2 分）

（11）血培养：培养 5 天未检出细菌。（1 分）

5. 该患者胸腔积液的病因是什么？（3分）

系统性红斑狼疮。

6. 该患者胸腔积液可能的诱因是什么？（3分）

劳累、病毒感染、妊娠。

7. 作为接诊医生,需要进行的处置有哪些？（10分）

（1）请风湿免疫科会诊。（2分）

（2）询问旅行、疫源地接触史,排查病原体。（2分）

（3）拟予以大剂量（2分）糖皮质激素治疗。（2分）

（4）拟予以免疫抑制剂治疗。（2分）

入院第二天患者突然出现意识丧失,牙关紧闭,双眼上翻,四肢阵挛。

8. 此时,需立即进行哪些处置？（18分）

（1）镇静（1分）,安定、鲁米那等药物（1分）。

（2）头颅CT（2分）,头颅MRI（2分）。

（3）腰椎穿刺（2分）,测颅压（1分）,送检脑脊液常规（1分）,生化（1分）,免疫球蛋白（1分）,ANA滴度（1分）,病原体（1分）。

（4）请风湿免疫科会诊（1分）,请神经内科会诊（1分）。

（5）若颅压高,需立即脱水降颅压:甘露醇（1分）,甘油果糖（1分）。

三、评分表

考号：　　　　　　　　　　姓名：

项　　目		分值	得分
1. 发热、胸痛的可能原因（8分,答出3项得8分,2项得5分,1项得3分）	系统性红斑狼疮、类风湿关节炎、白塞病、肺部感染、胸膜炎	8	
2. 最可能的原因（3分）	系统性红斑狼疮	3	
3. 体格检查重点（25分）	（1）生命体征:T（1分）,P（1分）,R（1分）,BP（1分）	4	
	（2）皮疹:位置（1分）、颜色（1分）、是否高出皮面（1分）、蝶形红斑（2分）	5	
	（3）口腔溃疡	2	
	（4）淋巴结	2	
	（5）心脏听诊	2	
	（6）肺部听诊	2	

项　目		分值	得分
	(7) 腹部查体	2	
	(8) 双下肢是否浮肿	2	
	(9) 关节痛:分布位置(1分),是否肿胀疼痛(1分)	2	
	(10) 神经系统	2	
4. 安排的辅助检查 (20分)	(1) 血常规	2	
	(2) 尿常规、大便常规	1	
	(3) 生化	1	
	(4) 免疫球蛋白(1分),补体(1分)	2	
	(5) ANA、ENA多肽谱	3	
	(6) RF、抗CCP抗体、HLA-B27	3	
	(7) ESR(1分),CRP(1分),抗"O"(1分)	3	
	(8) 肺CT(双侧胸腔积液)	2	
	(9) 心脏彩超(心脏彩超)	2	
	(10) 双手X线片	1	
5. 该患者胸腔积液 的病因(3分)	系统性红斑狼疮	3	
6. 该患者胸腔积液 可能的诱因(3分)	劳累、病毒感染、妊娠	3	
7. 诊疗原则(10分)	(1) 请风湿免疫科会诊	2	
	(2) 疫源接触史、排查病原体	2	
	(3) 拟予以大剂量(2分)糖皮质激素治疗(2分)	4	
	(4) 拟予以免疫抑制剂治疗	2	
8. 需要立即进行的 处置(18分)	(1) 镇静(1分),安定、鲁米那等药物(1分)	2	
	(2) 头颅MRI(2分),头颅CT(2分)	4	
	(3) 腰椎穿刺(2分),测颅压(1分),脑脊液常规(1分),生化 (1分),免疫球蛋白(1分),病原体(1分),ANA谱(1分)	8	
	(4) 请风湿免疫科会诊(1分),请神经内科会诊(1分)	2	
	(5) 必要时脱水降颅压甘露醇(1分),甘油果糖(1分)	2	
表达简单、明了		5	
临床思维清晰		5	
总　分		100	

考官签名:　　　　　　　　　　　　　　　　　日期:　　　年　　月　　日

模拟题 3

一、考生版

患者,女,46岁,主因"口干眼干5年,双下肢无力1天"就诊。5年前出现口干眼干,无发热关节痛,未重视。1天前出现双下肢无力,不能行走,无意识障碍,无大小便失禁。病程中无光敏感、口腔溃疡。自发病以来,精神一般,睡眠差,大小便正常,近期体重无明显下降。既往史有甲状腺功能减退病史,现服用左甲状腺素钠片(优甲乐)25 μg/天。个人史、家族史均无特殊情况。

1. 请说出该患者下肢无力可能的原因。(至少3种)
2. 其中最可能的原因是什么?

3. 该患者反复口干眼干的原因是什么?
4. 该患者甲状腺功能减退的原因可能是什么?
5. 对该患者进行体格检查时,需要特别关注的情况有哪些?

查体:T 36.5 ℃,P72 次/分,R 20 次/分,BP 110/70 mmHg,神志清楚,精神一般,口腔多发龋齿、舌面干燥,双下肢紫癜样皮疹,双肺呼吸音清,未闻及干湿啰音,心率72 次/分,律齐,腹软,无压痛及反跳痛,肝脾肋下未及,双下肢不肿。关节无明显压痛。

6. 为明确诊断并评估病情,你计划安排的辅助检查有哪些?

患者检查结果回报:

(1) 血常规:WBC 2.94×10⁹/L,RBC 4.43×10¹²/L,Hb 112 g/L,PLT 120×10⁹/L。

(2) 尿常规:pH 8,大便常规(一)。

(3) ESR 80 mm/h,CRP 16 mg/L;抗"O":22 U/L。

(4) 免疫球蛋白补体:IgG 26.55 g/L,IgA 4.5 g/L,IgM(一);补体:C3 0.82 g/L,C4 0.2 g/L。

(5) 生化:球蛋白 55 g/L,K 2.4 mmol/L,转氨酶、白蛋白、肾功能、血糖正常。

(6) RF 90 IU/mL,抗 CCP 抗体(一)。

（7）ANA谱：ANA 1∶10000，抗SSA(＋＋)，抗SSB(＋＋)。

（8）双手X线片：未见明显异常。

（9）肺CT：未见明显异常。

（10）心脏彩超：未见明显异常。

7. 作为接诊医生，需进行的主要处置有哪些？

考生版5/5

治疗第2天患者复查电解质血钾2.1 mmol/L。

8. 此时，需立即进行哪些处置？

二、考官版

患者，女，46岁，主因"口干眼干5年，双下肢无力1天"就诊。5年前出现口干眼干，无发热关节痛，未重视。1天前出现双下肢无力，不能行走，无意识障碍，无大小便失禁。病程中无光敏感、口腔溃疡。自发病以来，精神一般，睡眠差，大小便正常，近期体重无明显下降。既往史有甲状腺功能减退病史，现服用左甲状腺素钠片(优甲乐)25 μg/d。个人史、家族史均无特殊情况。

1. 请说出该患者此次下肢无力可能的原因。（至少3种）(8分，答出3项得8分，2项得5分，1项得3分)

（1）神经系统病变(格林巴利综合征)。

（2）低钾性周期性麻痹。

（3）干燥综合征肾小管酸中毒。

（4）甲状腺功能减退症。

2. 其中最可能的原因是什么？（3分）

干燥综合征，肾小管酸中毒。

3. 该患者反复口干、眼干的原因是什么？（3分）

干燥综合征外分泌腺受累。

4. 该患者低钾血症的原因是什么？（3分）

干燥综合征肾小管酸中毒可能。

5. 对该患者进行体格检查时,需要特别关注的情况有哪些?(23分)

(1) 生命体征:T 36.5 ℃(1分),P 72 次/分(1分),R 20 次/分(1分),BP 110/70 mmHg(1分)。

(2) 皮疹:位置(1分),颜色(1分),是否高出皮面(1分),是否压之褪色(1分),是否触痛(1分)。

(3) 口腔龋齿(2分),舌面干燥(2分)。

(4) 浅表淋巴未及结肿大。(2分)

(5) 心脏听诊。(2分)

(6) 肺部听诊。(2分)

(7) 腹部查体。(2分)

(8) 关节痛:分布位置(1分),是否肿胀(1分)。

6. 为明确诊断并评估病情,你计划安排的辅助检查有哪些?(22分)

(1) 血常规:WBC 2.94×10^9/L,RBC 4.43×10^{12}/L,Hb 112 g/L,PLT 120×10^9/L。(1分)

(2) 尿常规:pH 8.0,其余未见明显异常;大便常规(一)。(2分)

(3) ESR 80 mm/h,CRP 16 mg/L;抗"O":22 U/L。(3分)

(4) 免疫球蛋白:IgG 26.55 g/L,IgA 4.5 g/L,IgM(一);补体:C3 0.82 g/L,C4 0.2 g/L。(2分)

(5) 生化:球蛋白 55 g/L,K2.4 mmol/L,转氨酶、白蛋白、肾功能、血糖正常。(1分)

(6) 凝血象未见明显异常。(1分)

(7) RF 90 IU/mL,抗 CCP 抗体(一)。(2分)

(8) ANA 谱:ANA 1:10000,抗 SSA(++),抗 SSB(++)。(3分)

(9) 唾液流率测定减少,泪流率测定减少。(2分)

(10) 双手 X 线片:未见明显异常。(1分)

(11) 肺 CT:未见明显异常。(2分)

(12) 心脏彩超:未见明显异常。(2分)

7. 作为接诊医生,需进行的主要处置有哪些?(20分)

(1) 一般治疗:告知患者避免情绪紧张,食富含血钾食物如香蕉、橘子等。(4分)

(2) 血压、尿量监测。(4分)

(3) 口服及静脉补钾,见尿补钾。(4分)

(4) 对症治疗:口干治疗(促进腺体分泌)、眼干治疗(人工泪液)。(4分)

(5) 激素、抑酸护胃。(3分)

(6) 维持水电解质平衡,定期复查。(1分)

治疗第 2 天患者下肢无力稍好转,但仍有活动受限,复查血钾 2.5 mmol/L。

8. 需立即进行哪些处置?(8分)

(1) 患者肾小管酸中毒,补充枸橼酸钾口服。(4分)

(2) 观察下肢无力变化及呼吸情况,监测电解质和血气分析。(4分)

三、评 分 表

考号: 姓名:

项 目		分值	得分
1. 下肢无力的可能原因(8分,答出 3 项得8分,2项得5分,1项得3分)	神经系统病变(格林巴利综合征)、低钾性周期性麻痹、干燥综合征肾小管酸中毒、甲状腺功能减退症	8	
2. 最可能的原因(3分)	干燥综合征肾小管酸中毒	3	
3. 该患者反复口干眼干的原因(3分)	干燥综合征外分泌腺受累	3	
4. 该患者低钾血症可能的原因(3分)	干燥综合征肾小管酸中毒	3	
5. 体格检查重点(23分)	(1) 生命体征:T(1分),P(1分),R(1分),BP(1分)	4	
	(2) 皮疹:位置(1分),颜色(1分),高出皮面(1分),压之褪色(1分),触痛(1分)	5	
	(3) 口腔龋齿(2分),舌面干燥(2分)	4	
	(4) 淋巴结无肿大	2	
	(5) 心脏听诊	2	
	(6) 肺部听诊	2	
	(7) 腹部查体	2	
	(8) 关节痛:分布位置(1分),是否肿胀疼痛(1分)	2	
6. 安排的辅助检查(22分)	(1) 血常规、凝血象	2	
	(2) 尿常规,大便常规	2	
	(3) 生化	1	
	(4) 免疫球蛋白(1分),补体(1分)	2	
	(5) ANA 谱	3	
	(6) RF,抗 CCP 抗体	2	
	(7) ESR(1分),CRP(1分),抗"O"(1分)	3	

项　目		分值	得分
	(8) 唾液流率测定减少,泪流率测定减少	2	
	(9) 肺 CT	2	
	(10) 心脏彩超	2	
	(11) 双手 X 线片	1	
7. 诊疗原则(20分)	(1) 一般治疗告知患者避免情绪紧张,食富含血钾食物如香蕉、橘子等	4	
	(2) 血压、尿量监测	4	
	(3) 口服及静脉补钾,见尿补钾	4	
	(3) 对症治疗:口干治疗(促进腺体分泌)、眼干治疗(人工泪液)	4	
	(4) 激素、抑酸护胃	3	
	(5) 维持水电解质平衡,定期复查	1	
8. 需要立即进行的处置(8分)	(1) 患者肾小管酸中毒,补充枸橼酸钾口服	4	
	(2) 观察下肢无力变化及呼吸情况,监测电解质和血气分析	4	
表达简单、明了		5	
临床思维清晰		5	
总　分		100	

考官签名:　　　　　　　　　　　　　　　　　　日期:　　　年　　月　　日

模拟题 4

一、考生版

考生版 1/4

患者,男,32 岁。主因"反复腰背痛半年,加重伴右膝关节肿痛 4 天"就诊。半年前开始无明显诱因出现腰背痛,夜间明显,晨起伴僵硬感,活动后症状改善。自行应用膏药(具体名称不详)外用治疗,效果不明显,腰背痛仍反复。近 1 周患者出现腰背痛症状加重,伴右膝关节肿痛,无发热、皮疹、口干眼干、反复腹泻,就诊门诊。发病以来,饮食睡眠尚可,大、小便正常,近期体重无明显变化。既往体健,无手术、外伤史,否认传染病接触史。已婚,未育。其外祖父有驼背病史。

1. 请说出该患者右膝关节肿痛的原因有哪些?(至少 3 种)
2. 其中最可能的原因是什么?

3. 该患者体格检查时,你需要特别关注的情况有哪些?

查体:T 36.2 ℃,P 81 次/分,R 17 次/分,BP 122/78 mmHg。神志清楚,全身皮肤无皮疹,结膜无充血,手足指(趾)甲面平滑,双肺呼吸音清,未闻及干湿性啰音,胸廓活动度3 cm,心率81 次/分,律齐,各瓣膜听诊区未闻及杂音,腹平软,无压痛,肝脾肋下未触及,关节无畸形,右膝关节肿胀、压痛,皮温稍高,周围皮肤不红,浮髌试验阳性,脊柱无畸形,脊柱前屈、后伸、侧弯、转动正常,枕墙距 0 cm,指地距 10 cm,双侧骶髂关节压痛,双侧"4"字实验阳性。

4. 为明确诊断、评估病情,你计划安排的进一步辅助检查有哪些?

患者检查结果回报:

(1) 血常规:Hb 140 g/L,WBC 7.56×10⁹/L,PLT 345×10⁹/L。

(1) 血常规:Hb 140 g/L,WBC $7.56×10^9$/L,PLT $345×10^9$/L。

(2) 生化:UA 268 μmol/L,ALT 32 U/L,AST 28 U/L,SCr 77 μmol/L,RF 7 IU/mL。

(3) 抗 CCP 抗体(—),抗角蛋白抗体(—),ANA 谱(—),HLA-B27(+)。

(4) ESR 58 mm/h,CRP 24 mg/L;抗"O":43 U/L。

(5) 免疫组合(—)。

(6) 尿蛋白(—)。

(7) PPD 实验(—)。

(8) 骨盆正位片:双侧骶髂关节模糊,局部轻度骨侵蚀、硬化,关节间隙不窄。

(9) 全脊柱正侧位片:胸 12、腰 2、腰 3 椎体方形改变。

(10) 骶髂关节 CT:双侧骶髂关节面模糊,关节面可见虫蚀样改变,关节间隙不窄。

(11) 骶髂关节 MR 平扫＋脂肪抑制像:双侧骶骨及髂骨面可见长 T2 信号,脂肪抑制像显示高信号。

(12) 肺 CT:未见明显异常。

(13) 心脏彩超:未见明显异常。

5. 作为接诊医生,你认为进一步治疗有哪些?

二、考官版

患者,男,32 岁。主因"反复腰背痛半年,加重伴右膝关节肿痛 4 天"就诊。半年前开始无明显诱因出现腰背痛,夜间明显,晨起伴僵硬感,活动后症状改善。自行应用膏药(具体名称不详)外用治疗,效果不明显,腰背痛仍反复。近 1 周患者出现腰背痛症状加重,伴右膝关节肿痛,无发热、口干眼干、反复腹泻,就诊门诊。发病以来,饮食睡眠尚可,大、小便正常,近期体重无明显变化。既往体健,无手术、外伤史,否认传染病接触史。已婚,未育。其外祖父有驼背病史。

1. 请说出该患者关节肿痛的原因有哪些?(至少3种)(10分,答出3项得10分,2项得8分,1项得4分)。

(1) 类风湿关节炎。

(2) 系统性红斑狼疮。

(3) 痛风。

(4) 强直性脊柱炎。

(5) 银屑病关节炎。

2. 其中最可能的原因是什么?(5分)

强直性脊柱炎。

3. 对该患者进行体格检查时,你需要特别关注的情况有哪些?(30分)

(1) 皮肤黏膜:无皮疹(1分)、手指甲面平滑(1分)、足趾甲面平滑(1分)。

(2) 结膜:无充血。(2分)

(3) 胸部查体:双肺未闻及干湿性啰音(1分),胸廓活动度3 cm(1分)。

(4) 心脏查体:律齐、未闻及病理性杂音。(1分)

(5) 脊柱:脊柱无畸形(1分),脊柱前屈(1分)、后伸(1分)、侧弯(1分)、转动(1分)正常,枕墙距0 cm(2分),指地距10 cm(2分)。

(6) 中轴关节:双侧骶髂关节压痛(2分),双侧"4"字实验阳性(2分)。

(7) 外周关节:无畸形(2分),右膝关节肿胀(2分)、压痛(2分),皮温稍高(1分),周围皮肤不红(1分),浮髌试验阳性(1分)。

4. 为明确诊断并评估病情,你计划安排的辅助检查有哪些?(35分)

(1) 血常规:Hb 140 g/L,WBC $7.56×10^9$/L,PLT $345×10^9$/L。(1分)

(2) 生化:UA 268 μmol/L(1分),ALT 32 U/L,AST 28 U/L(1分),SCr 77 μmol/L。(1分)

(3) RF 7IU/mL(2分),抗CCP抗体(一)(1分),抗角蛋白抗体(一)(1分),ANA谱(一)(1分),HLA-B27(+)(2分)。

(4) ESR 58 mm/h(2分),CRP 24 mg/L(2分);抗"O":43 U/L(2分)。

(5) 免疫组合(一)。(2分)

(6) 尿常规:尿蛋白(一)。(1分)

(7) PPD实验(一)。(2分)

(8) 骨盆正位片：双侧骶髂关节面模糊，局部轻度骨侵蚀、硬化，关节间隙不窄。(或答：骶髂关节 CT：双侧骶髂关节面模糊，关节面可见虫蚀样改变，关节间隙不窄。)(3分)

(9) 全脊柱正侧位片：胸12、腰2、腰3椎体方形改变。(3分)

(10) 骶髂关节 MR 平扫＋脂肪抑制像：双侧骶骨及髂骨面下骨质可见长 T2 信号，脂肪抑制像显示高信号。(3分，答"骶髂关节 MR 平扫"得2分)

(11) 肺 CT：未见明显异常。(2分)

(12) 心脏彩超：未见明显异常。(2分)

5. 作为接诊医生，你认为进一步治疗有哪些？(10分)

(1) 非药物治疗：病人教育和规律锻炼及物理治疗。(2分)

(2) 非甾类抗炎药。(2分)

(3) 柳氮磺吡啶。(2分)

(4) 膝关节腔注射激素。(2分)

(5) 生物制剂(抗 TNF-α 拮抗剂等)。(2分)

三、评分表

考号：　　　　　　　　　　　　　姓名：

项　　目		分值	得分
1. 关节肿痛的可能原因(10分，至少回答3种，每项4分)	类风湿关节炎；系统性红斑狼疮；痛风；强直性脊柱炎；风湿热；银屑病关节炎	10	
2. 最可能的原因(5分)	强直性脊柱炎	5	
3. 体格检查重点(30分)	(1) 皮肤黏膜：皮疹(1分)，手指甲面(1分)，足趾甲面(1分)	3	
	(2) 结膜：充血	2	
	(3) 胸部查体：啰音(1分)，胸廓活动度测量(1分)	2	
	(4) 心脏查体：病理性杂音	1	
	(5) 脊柱：畸形(1分)，前屈(1分)，后伸(1分)，侧弯(1分)，转动(1分)，枕墙距(2分)，指地距(2分)	9	
	(6) 中轴关节：骶髂关节压痛(2分)，双侧4字实验(2分)	4	
	(7) 外周关节：畸形(2分)，右膝关节肿胀(2分)、压痛(2分)，皮温(1分)，关节周围皮肤(1分)，浮髌试验(1分)	9	
4. 安排的辅助检查(35分)	(1) 血常规	1	
	(2) 尿常规	1	
	(3) 生化：肝功能(1分)，肾功能(1分)，尿酸(1分)	3	
	(4) RF(2分)，抗 CCP 抗体(1分)，抗角蛋白抗体(1分)，ANA谱(1分)，HLA-B27(2分)	7	
	(5) ESR(2分)，CRP(2分)，抗"O"(2分)	6	

项　　　目	分值	得分
(6) 免疫组合(2分)，PPD实验(2分)	4	
(7) 骨盆正位片/骶髂关节CT(3分)，全脊柱正侧位片(3分)	6	
(8) 骶髂关节MR平扫(2分)＋脂肪抑制像(1分)	3	
(9) 肺CT(2分)，心脏彩超(2分)	4	
5. 进一步的治疗 (10分)　(1) 非药物治疗	2	
(2) 非甾类抗炎药	2	
(3) 柳氮磺吡啶	2	
(4) 膝关节腔注射激素	2	
(3) 生物制剂(抗TNF-α拮抗剂等)	2	
表达简单、明了	5	
临床思维清晰	5	
总　　　分	100	

考官签名：　　　　　　　　　　　　　　　日期：　　年　　月　　日

第九节　感染性疾病模拟题

模 拟 题 1

一、考生版

考生版 1/6

患者，女，46岁，主因"眼黄、尿黄伴纳差10天余，意识模糊1小时"入院就诊。患者于10天前在无明显诱因下出现皮肤、巩膜黄染，伴尿色加深，逐渐加重，伴纳差、恶心，不伴呕吐、腹胀、腹泻等不适，无发热，无皮肤瘙痒，无陶土样便，未重视。3天前症状加重，就诊于当地医院，查肝功能提示明显异常，予以保肝对症治疗改善。1小时前患者出现意识模糊，呼之能应答，反应略迟钝，遂急诊入院。追问病史，患者半月前因头发花白，服用何首乌粉剂冲水饮用，现已停止服用。患者否认肝炎病史，既往体健，否认吸烟及饮酒史。

1. 该患者目前的诊断首先应考虑哪种疾病？

2. 该患者考虑肝昏迷,对该患者进行体格检查时,你需要特别关注的情况有哪些?

查体:T 36.4 ℃、P 76 次/分、R 20 次/分、BP 120/70 mmHg,嗜睡,计算力下降,呼吸平稳,注射部位可见大片状瘀斑,全身皮肤巩膜黄染,注射部位可见大片状瘀斑,无肝掌及蜘蛛痣,颈软,气管居中,双肺呼吸音清,未闻及明显干湿性啰音,心率 76 次/分,律齐,腹软,全腹无明显压痛及反跳痛,肝脾肋下未及,墨菲征阴性,肝区叩痛阳性,移动性浊音阴性,肠鸣音正常,四肢肌力肌张力正常,病理征阴性,扑翼样震颤阳性,双下肢不肿。

3. 为明确诊断并评估病情,需要进行哪些检查?

患者部分检查结果回报:

(1) DIC 全套:凝血酶原活动度 15.58%,凝血酶时间 22.10 秒,D-二聚体 0.66 μg/mL,国际标准化比率 3.79,活化部分凝血活酶时间 73.80 秒,凝血酶原时间 33.30 秒,纤维蛋白原 0.59 g/L。

(2) 生化:Glu 4.47 mmol/L,SCr 46 μmol/L,BUN 0.98 mmol/L,UA 119 μmol/L,CO_2 28.9 mmol/L,ALT 1975 IU/L,AST 1970 IU/L,ALP 297 IU/L,γ-GGT 122 IU/L,TBIL 433.0 μmol/L,DBIL 368.5 μmol/L,TP 51.0 g/L,ALB 30.7 g/L。

(3) 血常规:WBC $7.54×10^9$/L,N% 57.7%,RBC $4.37×10^{12}$/L,Hb 127.0 g/L,Plt $83.0×10^9$/L。

(4) 免疫组合:甲戊肝抗体、丙肝抗体、乙肝五项均阴性。

(5) 血氨:70 μmol/L。

(6) 甲胎蛋白:15.26 mg/L;免疫球蛋白:正常。

(7) 甲状腺功能、铜蓝蛋白:均正常。

(8) 巨细胞病毒核酸检测小于 400 copies/mL;EB 病毒核酸检测小于 400 copies/mL。

(9) 自免肝抗体、ANA 谱:均阴性。

(10) 心电图:窦性心律。

(11) 胸部 CT 平扫:未见异常。

(12) 头颅 CT 平扫:未见异常。

(13) 肝胆胰脾彩超:肝脏回声略粗,其余未见明显异常。

(14) MRCP:未见异常。

4. 该患者急性肝衰竭的病因是什么?

5. 作为接诊医生,你目前的治疗方案选择包括哪些方面?

6. 若患者药物治疗效果不佳,下一步该怎么办?

该患者经 3 次人工肝治疗后,意识障碍一度好转,但很快又加深,肝功能及凝血功能反弹明显,总胆红素较前明显升高,凝血功能变差。

7. 作为接诊医生,接下来该怎么办?

二、考官版

患者,女,46 岁,主因"眼黄、尿黄伴纳差 10 天余,意识模糊 1 小时"就诊。患者于 10 天前在无明显诱因下出现皮肤、巩膜黄染,伴尿色加深,逐渐加重,伴纳差、恶心,不伴呕吐、腹胀、腹泻等不适,无发热,无皮肤瘙痒,无陶土样便,未重视。3 天前症状加重,就诊于当地医院,查肝功能提示明显异常,予以保肝对症治疗改善。1 小时前患者出现意识模糊,呼之能应答,反应略迟钝,遂急诊入院。追问病史,患者半月前因头发花白,服用何首乌粉剂冲水饮用,现已停服用。患者否认肝炎病史,既往体健,否认吸烟及饮酒史。

1. 该患者目前的诊断首先应考虑何种疾病?(6 分)
急性肝衰竭、肝昏迷、药物性肝损伤。

2. 对该患者进行体格检查时,你需要特别关注的情况有哪些?(36 分)
(1) 生命体征:T 36.4 ℃(1 分),P 76 次/分(1 分),R 20 次/分(1 分),BP 120/70 mmHg(1 分)。
(2) 嗜睡(2 分),计算力下降(2 分),克布氏征(2 分),病理征阴性(2 分),扑翼样震颤阳性(2 分)。
(3) 皮肤瘀点瘀斑(2 分),皮肤巩膜黄染(2 分),腹壁静脉曲张(2 分),肝掌及蜘蛛痣(2 分)。
(4) 肺部听诊(2 分),心脏听诊(2 分)。
(5) 腹软,无压痛及反跳痛(2 分),肝脾无肿大(2 分),墨菲征阴性(1 分),肝区叩痛(1 分),移动性浊音阴性(2 分),肠鸣音正常(1 分)。
(6) 双下肢不肿。(1 分)

3. 为明确诊断并评估病情,需要进行哪些检查?(22 分)

（1）血常规：WBC 7.54×10^9/L，N% 57.7%，RBC 4.37×10^{12}/L，Hb 127.0 g/L，Plt 83.0×10^9/L。（1分）

（2）生化：Glu 4.47 mmol/L，SCr 46 μmol/L，ALT 1975 IU/L，AST 1970 IU/L，ALP 297 IU/L，γ-GGT 122 IU/L，TBIL 433.0 μmol/L，DBIL 368.5 μmol/L，TB 51.0 g/L，ALB 30.7 g/L。（1分）

（3）免疫组合：甲戊肝抗体、丙肝抗体、乙肝五项均阴性。（3分）

（4）DIC全套：凝血酶原活动度 15.58%，凝血酶时间 22.10 秒，D-二聚体0.66 μg/mL，国际标准化比率 3.79，活化部分凝血活酶时间 73.80 秒，凝血酶原时间 33.30 秒，纤维蛋白原 0.59 g/L。（1分）

（5）甲状腺功能正常。（1分）

（6）血氨：70 μmol/L。（1分）

（7）自免肝抗体、ANA谱：均阴性。（2分）

（8）免疫球蛋白（1分），甲胎蛋白（1分），铜蓝蛋白正常（1分）。

（9）巨细胞病毒核酸检测小于 400 copies/mL（1分）；EB病毒核酸检测小于 400 copies/mL（1分）。

（10）心电图：窦性心律（1分）；胸部CT平扫：未见异常（1分）。

（11）头颅CT：未见异常。（2分）

（12）肝胆胰脾彩超：肝脏回声略粗，其余未见明显异常（2分）；MRCP：未见异常（1分）。

4. 该患者急性肝衰竭的病因最大可能是什么？（3分）
药物性肝损伤。

5. 作为接诊医生，你目前选择的治疗方案哪些方面？（15分）
（1）心电监护。（2分）
（2）输血浆及白蛋白。（3分）
（3）保肝。（2分）
（4）降酶。（2分）
（5）退黄。（2分）
（6）抗肝昏迷治疗。（2分）
（7）维持水电解质酸碱平衡。（2分）

6. 若患者药物治疗效果不佳，下一步怎么办？（4分）
可考虑人工肝替代治疗（2分），必要时持续血液净化，甚至肝移植（2分）。

该患者经3次人工肝治疗后，意识障碍一度好转，但很快又加深，肝功能及凝血功能反弹明显，总胆红素较前明显升高，凝血功能变差。

7. 作为接诊医生,接下来该怎么办?(4分)

与患者家属充分沟通病情,在目前治疗基础上建议行肝移植术,告知目前病情危重,预后不佳。

三、评分表

项 目		分值	得分
1. 该患者目前的诊断首先应考虑的疾病(6分)	急性肝衰竭(2分),肝昏迷(2分),药物性肝损伤(2分)	6	
2. 体格检查重点(36分)	(1) 生命体征:T(1分),P(1分),R(1分),BP(1分)	4	
	(2) 嗜睡(2分),计算力下降(2分),克布氏征(2分),病理征(2分),扑翼样震颤阳性(2分)	10	
	(3) 皮肤瘀点瘀斑(2分),皮肤巩膜黄染(2分),肝掌及蜘蛛痣(2分)	6	
	(4) 心脏听诊(2分),肺部听诊(2分)	4	
	(5) 腹壁静脉曲张(2分),腹软,无压痛及反跳痛(2分),肝脾无肿大(2分),墨菲征阴性(1分),肝区叩痛(1分),移动性浊音阴性(2分),肠鸣音(1分)	11	
	(5) 双下肢是否浮肿	1	
3. 安排的辅助检查(22分)	(1) 血常规(1分),生化(1分),甲戊肝抗体(1分),丙肝抗体(1分),乙肝五项(1分),DIC 全套(1分),血氨(1分),甲状腺功能(1分)	8	
	(2) 自免肝抗体	1	
	(3) ANA 谱	1	
	(4) 免疫球蛋白(1分),铜蓝蛋白(1分),甲胎蛋白(1分)	3	
	(5) 巨细胞病毒(1分),EB 病毒(1分)	2	
	(5) 头颅 CT	2	
	(6) 腹部彩超	2	
	(7) 心电图(1分),MRCP(1分),胸部 CT 平扫(1分)	3	
4. 该患者急性肝衰竭的最大可能病因(3分)	药物性肝损伤	3	
5. 目前选择的治疗方案(15分)	(1) 心电监护	2	
	(2) 输血浆及白蛋白	3	
	(3) 保肝	2	
	(4) 降酶(2分),退黄(2分)	4	
	(5) 抗肝昏迷相关治疗	2	
	(6) 维持水电解质酸碱平衡	2	

项　　目		分值	得分
6. 治疗效果不佳处理(4分)	(1) 人工肝替代治疗	2	
	(2) 肝移植	2	
7. 人工肝效果不佳指标恶化的决策(4分)	目前治疗基础上建议行肝移植术	4	
表达简单、明了		5	
临床思维清晰		5	
总　　分		100	

考官签名：　　　　　　　　　　　　　　　　日期：　　年　　月　　日

模 拟 题 2

一、考生版

考生版 1/6

患者,男,35岁,主因"乏力纳差半月,眼黄尿黄1周"就诊。1天前就诊于当地医院,查生化常规提示转氨酶升高(具体不详)。现为求进一步治疗,来我院就诊。发病以来,患者精神状态一般,体力情况较差,食欲食量较差,睡眠情况一般,大、小便正常,体重无明显变化。

1. 该患者目前需考虑哪些诊断可能?

考生版 2/6

2. 患者存在肝功能损害,病史采集方面,需要补充什么内容?

考生版 3/6

经询问病史,无发热及皮肤瘙痒,患者1年前体检要求查"肝炎",结果提示"乙肝小三阳"(具体不详),未行正规抗病毒治疗,否认长期饮酒史,否认特殊药物使用史,否认输血史。

3. 现应对患者进行哪些体格检查?

考生版 4/6

查体:T 36.4 ℃,P 80次/分,R 20次/分,BP 123/89 mmHg,神志清楚,自行步入病房,皮肤、巩膜黄染,无皮疹,无出血点,未见蜘蛛痣及肝掌,浅表淋巴结为触及肿大,两肺呼吸音清,未闻及明显干湿性啰音,心率 80 次/分,律齐,腹平坦,无腹壁静脉曲张,全腹部无压痛、反跳痛及肌紧张,肝脾肋下未触及,墨菲征阴性,肠鸣音约 3~4 次/分,移动性浊音阴性,肋脊角无叩痛,双下肢无水肿,病理征阴性。

4. 为明确诊断并评估病情,需要进行哪些检查?

患者部分检查结果回报:

(1) 生化:ALT 1427 IU/L,AST 466 IU/L,ALP 126 IU/L,AST 541 IU/L,DBIL 55.5 μmol/L,IBIL 27.2 μmol/L,TP 62.0 g/L,Glu 5.47 mmol/L,SCr 76 μmol/L,K 3.86 mmol/L。

(2) 血常规:RBC 4.03×10^9/L,WBC 5.17×10^{12}/L,N% 66.7%,Hb 164.0 g/L,Plt 131.0×10^9/L。

(3) 免疫组合:抗甲型肝炎病毒抗体 IgM 阴性反应,抗丙型肝炎病毒抗体 0.019S/CO,丁肝抗体阴性,庚肝抗体阴性,HIV1/2 抗体+P24 抗原 0.081S/CO,乙肝表面抗原 710.44 IU/mL,乙肝 e 抗体 100.02 IU/mL,乙肝核心抗体 654.80 IU/mL,梅毒螺旋体抗体 0.103 S/CO。

(4) 凝血象、尿常规、大便常规正常。

(5) 甲状腺功能正常。

(6) HBV-DNA 定量 2.05×10^5 IU/mL。

(7) 自免肝抗体阴性。

(8) ANA 谱:阴性。

(9) 心电图:窦性心律。

(10) 腹部及门脾静脉 B 超:肝脏回声增粗,门脾静脉无增宽。

(11) 上腹部 CT 平扫:肝脏轮廓光整,脾脏不大,右肾小结石。

5. 该患者目前的诊断首先应考虑何种疾病? 诊断依据是什么?

6. 作为接诊医生,你目前的治疗方案选择包括哪些?

二、考官版

患者,男,35 岁,主因"乏力纳差半月,眼黄尿黄 1 周"就诊,1 天前就诊于当地医院,查生化常规提示转氨酶升高(具体不详)。现为求进一步治疗,来我院就诊。发病以来,患者精神状态一般,体力情况较差,食欲食量较差,睡眠情况一般,大、小便正常,体重无明显变化。

1. 该患者目前需考虑哪些诊断可能？（6分）

（1）嗜肝病毒感染所致肝炎。（1分）

（2）其他病毒所致肝炎。（1分）

（3）酒精性肝炎。（1分）

（4）脂肪肝。（1分）

（5）药物性肝炎。（1分）

（6）自身免疫性肝炎。（1分）

2. 该患者考虑肝功能损害，存在肝功能损害，病史采集方面，需要补充什么内容？（12分）

（1）有无发热皮肤瘙痒病史。（2分）

（2）有无肝炎病史。（2分）

（3）有无长期饮酒史。（2分）

（4）有无脂肪肝病史。（2分）

（5）有无特殊药物使用史。（2分）

（6）有无输血史。（2分）

3. 现应对患者进行哪些体格检查？（27分）

（1）生命体征：T(1分)，P(1分)，R(1分)，BP(1分)。

（2）神志清楚(1分)，皮肤瘀点瘀斑(2分)，皮肤巩膜黄染(2分)，肝掌及蜘蛛痣(2分)，浅表淋巴结(2分)。

（3）肺部听诊(2分)，心脏听诊(2分)。

（4）无腹壁静脉曲张(1分)，腹软，无压痛及反跳痛(2分)，肝脾无肿大(2分)，墨菲征阴性(1分)，移动性浊音阴性(2分)，肠鸣音正常(1分)。

（5）双下肢不肿。（1分）

4. 为明确诊断并评估病情，需要进行哪些检查？（23分）

（1）血常规：RBC $4.03×10^9$/L，WBC $5.17×10^{12}$/L，N% 66.7%，Hb 164.0 g/L，Plt $131.0×10^9$/L。（1分）

（2）生化：ALT 1427 IU/L，AST 466 IU/L，ALP 126 IU/L，AST 541 IU/L，DBIL 55.5 μmol/L，IBIL 27.2 μmol/L/L，TP 62.0 g/L，Glu 5.47 mmol/L，SCr 76 μmol/L，K 3.86 mmol/L。（1分）

（3）凝血功能：未见异常。（1分）

（4）尿常规：未见异常。（1分）

（5）大便常规＋隐血：未见异常。（1分）

（6）免疫组合：甲戊肝抗体、丙肝抗体未见异常，乙肝表面抗原、乙肝e抗体、乙肝核心抗体阳性。（3分）

（7）HBV-DNA 定量：$2.05×10^5$ IU/mL。（3分）

（8）自免肝抗体：阴性。（1分）

（9）ANA 谱：阴性。（1分）

（10）巨细胞病毒、EB 病毒核酸检测：阴性。（2分）

（11）甲状腺功能：未见异常。（1分）

（12）心电图：窦性心律。（1分）

（13）腹部及门脾静脉 B 超：肝脏回声增粗，门脾静脉无增宽。（4分）

（14）上腹部 CT 平扫：肝脏轮廓光整，脾脏不大，右肾小结石。（2分）

5. 该患者目前的诊断首先应考虑何种疾病？诊断依据是什么？（14分）

（1）初步诊断：慢性乙型病毒性肝炎。（4分）

（2）诊断依据：

① 病史：乏力、纳差半月，眼黄、尿黄一周，"乙肝小三阳"病史。（2分）

② 查体：皮肤、巩膜黄染。（2分）

③ 辅助检查：转氨酶胆红素升高（2分）；乙肝五项（2分）；HBV-DNA 定量 $2.05×10^5$ IU/mL（2分）。

6. 作为接诊医生，你目前的治疗方案选择包括哪些？（8分）

（1）建议患者住院治疗，合理饮食，适当休息，劳逸结合。（2分）

（2）予以保肝、降酶、退黄等对症治疗。（2分）

（3）抗病毒治疗。（4分）

三、评分表

项　目		分值	得分
1. 可能的诊断(6分)	(1) 嗜肝病毒感染所致肝炎	1	
	(2) 其他病毒所致肝炎	1	
	(3) 酒精性肝炎	1	
	(4) 脂肪肝	1	
	(5) 药物性肝炎	1	
	(6) 自身免疫性肝炎	1	
2. 病史采集方面需要补充的内容(12分)	(1) 有无肝炎病史	2	
	(2) 有无长期饮酒史	2	
	(3) 有无脂肪肝病史	2	
	(4) 有无相关药物服用史	2	

项　目		分值	得分
	(5) 有无输血史	2	
	(6) 有无发热及皮肤瘙痒	2	
3. 体格检查重点 (27分)	(1) 生命体征：T(1分)，P(1分)，R(1分)，BP(1分)	4	
	(2) 神志清楚	1	
	(3) 皮肤瘀点瘀斑(2分)，皮肤巩膜黄染(2分)，肝掌及蜘蛛痣(2分)，浅表淋巴结(2分)	8	
	(4) 心脏听诊(2分)，肺部听诊(2分)	4	
	(5) 无腹壁静脉曲张(1分)，腹软，无压痛及反跳痛(2分)，肝脾无肿大(2分)，墨菲征阴性(1分)，移动性浊音阴性(2分)，肠鸣音正常(1分)	9	
	(6) 双下肢不肿	1	
4. 安排的辅助检查 (23分)	(1) 血常规(1分)，生化常规(1分)，凝血功能(1分)，尿常规(1分)，粪便常规(1分)，甲状腺功能(1分)	6	
	(2) 免疫组合(乙肝五项)(3分)，HBV-DNA 定量(3分)	6	
	(3) 自免肝抗体，ANA 谱	2	
	(4) 巨细胞病毒，EB 病毒核酸检测	2	
	(5) 心电图	1	
	(6) 腹部彩超(2分)，门脾静脉彩超(2分)	4	
	(7) 上腹部 CT 平扫	2	
5. 诊断(4分)	慢性乙型病毒性肝炎	4	
6. 诊断依据(10分)	(1) 中年男性，乏力纳查半月，眼黄尿黄1周，"小三阳"病史	2	
	(2) 查体：皮肤巩膜黄染	2	
	(3) 辅助检查：转氨酶、胆红素(2分)，乙肝两对半(2分)，HBV-DNA(2分)	6	
7. 治疗方案(8分)	(1) 住院治疗，告知患者及其家属目前病情，合理饮食，适当休息，劳逸结合	2	
	(2) 保肝、降酶、退黄等对症治疗	2	
	(3) 抗病毒治疗	4	
	表达简单、明了	5	
	临床思维清晰	5	
总　　分		100	

考官签名：　　　　　　　　　　　　　　　　　　日期：　　年　　月　　日

模 拟 题 3

一、考生版

考生版 1/5

患者,女,69 岁,主因"左肾结石碎石术后 6 天,发热 5 天"就诊。6 天前因左侧腰痛在泌尿外科行经皮肾镜钬激光碎石术。5 天前出现发热,体温最高达 39.5 ℃,寒战,伴有全身不适,头痛和肌肉、关节疼痛,软弱无力,气急,恶心,呕吐,腹胀。自发病以来,精神食欲差,尿量减少。既往史:2 型糖尿病史 10 年,血糖控制尚可;无吸烟、饮酒史。

1. 请说出该患者此次发热的可能原因是什么?

考生版 2/5

2. 该患者考虑感染性休克,对该患者进行体格检查时,你需要特别关注的情况有哪些?

考生版 3/5

查体:T 39.6 ℃,P 119 次/分,R 22 次/分,BP 79/51 mmHg。神志清楚,精神萎靡,步入病房,皮肤巩膜无黄染,皮肤发绀,可见花斑样改变,未及浅表肿大淋巴结。双肺呼吸音清,未闻及干湿性啰音,心率 119 次/分,律齐,各瓣膜区未闻及病理性杂音,腹膨隆,未见胃肠型,肠鸣音正常,肝脾肋下未及,腹部无压痛及反跳痛,双下肢无水肿,左肾区叩击痛阳性,无关节异常活动,病理征未引出。

3. 为明确诊断并评估病情,需立即安排的辅助检查有哪些?

考生版 4/5

患者检查结果回报:

(1) 血常规:WBC 25.23×10⁹/L,N% 90.3%,Hb 117.0 g/L,Plt 383.0×10⁹/L。

(2) CRP 129 mg/L。

(3) PCT 15 ng/mL。

(4) ESR 86 mm/h。

(5) 血培养(2 次):结果未出。

(6) 尿培养:结果未出。

(7) 生化:ALT 45 IU/L,AST 50 IU/L,TBIL 13 μmol/L,ALB 36 g/L,SCr 64 μmol/L,BUN11.5 mmol/L,CO_2 14.0 mmol/L,K 2.9 mmol/L,Glu15.6 mmol/L。

(8) 凝血功能:未见明显异常。

(9) 尿常规:白细胞 526 个/μL,红细胞 50 个/μL,白细胞酯酶 2+。

(10) 大便常规:未见明显异常。

(11) 胸部 CT:未见明显异常。

(12) 心电图:窦性心律。

(13) 肝胆胰脾彩超或 CT:未见明显异常。

(14) 泌尿系彩超或 CT:未见明显异常。

4. 作为接诊医生,需立即进行的处置有哪些?

经有效治疗后,患者精神好转,血压上升,尿量增多,未再发热。相关结果回报:① 血培养:大肠埃希菌;② 对哌拉西林他唑巴坦、美罗培南敏感;③ 对头孢曲松、左氧氟沙星耐药。

5. 请根据结果选择最佳抗感染方案。

二、考官版

患者,女,69 岁,主因"左肾结石碎石术后 6 天,发热 5 天"就诊。6 天前因左侧腰痛在泌尿外科行经皮肾镜钬激光碎石术。5 天前出现发热,体温最高达 39.5 ℃,寒战,伴有全身不适,头痛和肌肉、关节疼痛、软弱无力,气急,恶心,呕吐,腹胀。自发病以来,精神食欲差,尿量减少。既往史:2 型糖尿病史 10 年,血糖控制尚可;无吸烟、饮酒史。

1. 请说出该患者此次发热的可能原因有哪些?（12 分,答对 3 项即可）

(1) 感染所致,如术区感染(4 分)、泌尿道感染(4 分)、败血症(4 分)、腹腔感染(4分)等。

(2) 药物热。(4 分)

2. 对该患者进行体格检查时,你需要特别关注的情况有哪些?（25 分）

(1) 生命体征:T 39.6 ℃(1 分),P 119 次/分(1 分),B 22 次/分(1 分),BP 79/51 mmHg(1 分)。

(2) 神志清楚(2 分);精神萎靡(2 分);皮肤发绀,花斑样改变,湿冷(2 分)。

(3) 浅表淋巴结查体:未触及肿大淋巴结。(3 分)

(4) 心脏查体:心界不大(1 分),心率 119 次/分、律齐、心音低钝(1 分),心脏各瓣膜区未及杂音(1 分)。

(5) 肺部查体:双肺听诊未闻及干湿性啰音。(3 分)

(6) 腹部查体:腹软,肝脾不大,腹膜刺激征阴性(3 分);左肾区叩击痛阳性(3 分)。

3. 为明确诊断并评估病情,需立即安排的辅助检查有哪些?（23分）

(1) 血常规:WBC $25.23\times10^9/L$,N% 90.3%,Hb 117.0 g/L,Plt $383.0\times10^9/L$。(2分)

(2) CRP 129 mg/L。(2分)

(3) PCT 15 ng/mL。(2分)

(4) ESR 86 mm/h。(2分)

(5) 血培养(2次):结果未出。(6分,只答"血培养"得3分)。

(6) 尿培养:结果未出。(1分)

(7) 生化:ALT 45 IU/L,AST 50 IU/L,TBIL 13 μmol/L,ALB 36 g/L,SCr 64 μmol/L,BUN 11.5 mmol/L,K 2.9 mmol/L,Glu15.6 mmol/L。(1分)

(8) 凝血功能:未见明显异常。(1分)

(9) 尿常规:白细胞526个/μL,红细胞50个/μL,白细胞酯酶2+。(1分)

(10) 大便常规:未见明显异常。(1分)

(11) 胸部CT:未见明显异常。(1分)

(12) 心电图:窦性心律。(1分)

(13) 肝胆胰脾彩超或CT:未见明显异常。(1分)

(14) 泌尿系彩超或CT:未见明显异常。(1分)

4. 作为接诊医生,需立即进行的处置有哪些?（26分）

(1) 吸氧(2分),心电监护(2分)。

(2) 记24小时出入量。(2分)

(3) 抗感染治疗:碳青霉烯类(如美罗培南),若考虑混合感染,则加用糖肽类(如万古霉素)。(4分)

(4) 抗休克治疗:

① 液体治疗,补充血容量(晶体加胶体)。(2分)

② 血管活性药物使用。(2分)

③ 维持水电解质酸碱平衡。(2分)

④糖皮质激素应用。(2分)

⑤维护重要脏器功能。(2分)

(5) 对症支持治疗。(3分)

(6) 加强医患沟通,告病重或病危。(3分)

经有效治疗后,患者精神好转,血压上升,尿量增多,未再发热。相关结果回报如下:① 血培养:大肠埃希菌;② 对哌拉西林他唑巴坦、美罗培南敏感;③ 对头孢曲松、左氧氟沙星耐药。

5. 请根据结果选择最佳抗感染方案。（4分）

抗感染治疗有效,降阶梯治疗,选用β-内酰胺类/酶抑制剂(如哌拉西林他唑巴坦)。

三、评分表

考号：　　　　　　　　　　　　　　姓名：

项　　目			分值	得分
1. 发热原因(12分,答对3项即可)	感染,如术区感染、泌尿道感染、败血症、腹腔感染等;药物热。		12	
2. 特别关注的情况(25分)	(1) 生命体征:T(1分),P(1分),R(1分),BP(1分)		4	
	(2) 神志清楚(2分),精神萎靡(2分),皮肤发绀、花斑、湿冷(2分)		6	
	(3) 浅表淋巴结:有无肿大		3	
	(4) 心脏:心界(1分),心率/律(1分),有无杂音(1分)		3	
	(5) 肺部:听诊有无啰音		3	
	(6) 腹软(1分),肝脾不大(1分),腹膜刺激征(1分)		3	
	(7) 肾区叩击痛		3	
3. 安排的辅助检查(23分)	(1) 血常规(2分),CRP(2分),ESR(2分),PCT(2分)		8	
	(2) 血培养(2次)(答"血培养"得3分)		6	
	(3) 生化(1分),凝血功能(1分)		2	
	(4) 尿常规(1分),尿培养(1分),大便常规(1分)		3	
	(5) 胸部CT		1	
	(6) 肝胆胰脾彩超或CT		1	
	(7) 泌尿系彩超或CT		1	
	(8) 心电图		1	
4. 需立即进行的处置(26分)	(1) 吸氧(2分),心电监测(2分),记24小时出入量(2分)		6	
	(2) 抗感染治疗:碳青霉烯类(如美罗培南),若考虑混合感染,则加用糖肽类(如万古霉素)		4	
	(3) 抗休克治疗(10分)	① 液体治疗,补充血容量(晶体加胶体)	2	
		② 血管活性药物使用	2	
		③ 维持水电解质酸碱平衡	2	
		④糖皮质激素应用	2	
		⑤维护重要脏器功能	2	
	(4) 对症支持治疗		3	
	(5) 加强医患沟通,告病重或病危		3	
5. 最佳抗感染方案(4分)	抗感染治疗有效,降阶梯治疗,选用β-内酰胺类/酶抑制剂(如哌拉西林他唑巴坦)		4	

项　目	分值	得分
表达简单、明了	5	
临床思维清晰	5	
总　分	100	

考官签名：　　　　　　　　　　　　　　　日期：　　　年　　月　　日

模 拟 题 4

一、考生版

考生版 1/5

患者,男,23 岁,主因"腹痛腹泻 3 日"就诊。患者 3 日前进食烧烤后出现腹痛,主要位于左下腹,呈阵发性痉挛样,伴有腹泻,共 5 次,为黏液脓血便,有里急后重,无明显恶心呕吐,自觉发热,体温未测。自服蒙脱石散后,症状好转不明显,遂就诊于我院肠道门诊,为求进一步治疗收住我科。发病以来,患者精神状态一般,体力情况尚可,食欲、食量较差,睡眠情况一般,小便正常,体重无明显变化。

1. 该患者目前可能性最大的诊断是什么?

考生版 2/5

2. 患者存在肠道感染,病史采集方面,需要补充什么内容?

考生版 3/5

3. 经询问病史,无慢性腹痛腹泻病史,否认慢性病史,否认结核病史,否认长期饮酒史,否认特殊药物使用史,否认输血史,现应对患者进行哪些体格检查?

考生版 4/6

查体:T 37.9 ℃,P 86 次/分,R 20 次/分,BP 123/78 mmHg,神志清楚,步入病房,皮肤弹性尚可,无皮疹,无出血点,未见肝掌及蜘蛛痣,浅表淋巴结未触及肿大,两肺呼吸音清,未闻及明显干湿性啰音,心率 86 次/分,律齐,腹平坦,左下腹轻压痛,反跳痛阴性,肝脾肋下未触及,墨菲征阴性,肠鸣音 6～7 次/分,移动性浊音阴性,肋脊角无叩痛,双下肢无水肿,病理征阴性。

4. 为明确诊断并评估病情,需要进行哪些检查?

患者检查结果回报:

(1) 生化:肝肾功能、电解质、血糖未见明显异常;心肌酶:未见异常。

(2) 血常规:WBC 12.10×10^9/L,N% 88.6%,RBC 5.17×10^{12}/L,Hb 164.0 g/L,Plt 131.0×10^9/L,CRP 122 mg/L,PCT 0.92 ng/mL。

(3) 免疫组合:甲肝戊肝抗体、丙肝抗体、乙肝五项未见异常。

(4) 凝血象:正常。

(5) PPD 试验:阴性。

(6) CEA、AFP、PSA、CA211、CA125、CA199、NSE 等肿瘤标志物正常。

(7) 尿常规:正常。

(8) ANA 谱:阴性。

(9) 大便常规:黄色黏液样便,镜检:红细胞、白细胞、脓球阳性;大便培养出福氏志贺菌;大便菌群分析:革兰阴性杆菌 60%,革兰阳性球菌 15%,革兰阳性杆菌 25%。

(10) 心电图:窦性心律。

(11) 胸片:未见异常。

(12) 肝胆胰脾＋腹腔＋腹膜后彩超:未见明显异常。

5. 该患者目前的诊断为何种疾病? 诊断依据是什么? 需鉴别哪些疾病?

6. 作为接诊医生,你目前的治疗方案选择包括哪些方面?

二、考官版

患者,男,23 岁,主因"腹痛腹泻 3 日"就诊。患者 3 日前进食烧烤后出现腹痛,主要位于左下腹,呈阵发性痉挛样,伴有腹泻,共 5 次,为黏液脓血便,有里急后重,无明显恶心呕吐,自觉发热,体温未测。自服蒙脱石散后,症状好转不明显,遂就诊于我院肠道门诊,为求进一步治疗收住我科。发病以来,患者精神状态一般,体力情况尚可,食欲、食量较差,睡眠情况一般,大、小便正常,体重无明显变化。

1. 该患者目前可能性最大的诊断是什么? (6 分)

肠道感染:细菌性痢疾。(答"肠道感染"至少得 4 分)

2. 患者存在肠道感染,病史采集方面,需要补充什么内容? (12 分)

(1) 大便有无腥臭味。(2 分)

(2) 患者有发热,有无伴有畏寒、皮疹。(2 分)

（3）有无同伴有类似发作。（2分）

（4）既往有无慢性消化道疾病史。（2分）

（5）有无自身免疫性疾病史。（2分）

（6）有无结核病史。（2分）

3. 经询问病史，无慢性腹痛腹泻病史，否认慢性病史，否认结核病史，否认长期饮酒史，否认特殊药物使用史，否认输血史，现应对患者进行哪些体格检查？（24分）

（1）生命体征：T 37.9 ℃（1分），P 86 次/分（1分），R 20 次/分（1分），BP 123/78 mmHg（1分）。

（2）神志清楚，精神萎靡。（1分）

（3）无皮疹，无出血点，肝掌及无蜘蛛痣。（1分）

（4）贫血貌检查（睑结膜、口唇、甲床）。（1分）

（5）有无脱水表现（皮肤弹性）。（2分）

（6）浅表淋巴结未触及肿大。（1分）

（7）肺部听诊：两肺呼吸音清，未闻及明显干湿性啰音。（2分）

（8）心脏听诊：心率 86 次/分，律齐。（1分）

（9）腹平软，无腹壁静脉曲张（2分），左下腹轻压痛，反跳痛阴性（2分），肝脾无肿大（2分），墨菲征阴性（1分），移动性浊音阴性（1分），肋脊角无叩痛（1分），肠鸣音 6～7 次/分（2分）。

4. 为明确诊断并评估病情，需要进行哪些检查？（21分）

（1）生化：肝肾功能、电解质、血糖未见明显异常。（1分）

（2）血常规：WBC $12.10×10^9$/L，N% 88.6%，RBC $5.17×10^{12}$/L，Hb 164.0 g/L，Plt $131.0×10^9$/L。（1分）

（3）CRP 122 mg/L，PCT 0.92 ng/mL。（2分）

（4）凝血象：正常。（1分）

（5）心肌酶：未见异常。（1分）

（6）尿常规：正常。（1分）

（7）免疫组合：甲肝戊肝抗体、丙肝抗体、乙肝五项未见异常。（1分）

（8）ANA 谱：阴性。（1分）

（9）PPD 试验：阴性。（2分）

（10）CEA、AFP、PSA、CA211、CA125、CA199、NSE 等肿瘤标志物正常。（2分）

（11）大便常规：黄色黏液样便，镜检：红细胞、白细胞、脓球阳性。（1分）

（12）大便培养出福氏志贺菌（或答"大便双培养"）。（2分）

（13）大便菌群分析：革兰阴性杆菌 60%，革兰阳性球菌 15%，革兰阳性杆菌 25%。（1分）

（14）心电图：窦性心律。（1分）

（15）胸片：未见异常。（1分）

（16）肝胆胰脾＋腹腔＋腹膜后彩超：未见明显异常。（2分）

5. 该患者目前的诊断为何种疾病？（4分）诊断依据是什么？（11分）需鉴别哪些疾病？（4分）

（1）目前诊断为急性细菌性痢疾。（4分）

（2）诊断依据主要有以下几点：

① 流行季节（1分），有不洁饮食史（1分），急性起病，有发热、腹痛腹泻、里急后重、黏液脓血便（1分）。

② 查体：左下腹压痛，肠鸣音6～7次/分。（2分）

③ 炎症指标高（2分），大便常规提示镜检出红白细胞及脓球（2分），大便培养出福氏志贺菌（2分）。

（3）鉴别诊断：

① 急性阿米巴痢疾。（1分）

② 胃肠型的食物中毒。（1分）

③ 病毒感染引起的腹泻。（1分）

④ 其他肠道疾病引起的腹泻：炎症性肠病、肠道肿瘤、肠结核等疾病。（1分）

6. 作为接诊医生，你目前的治疗方案选择包括哪些方面？（8分）

（1）一般治疗：消化道隔离至临床症状消失，大便2次培养阴性；流质为主，忌生冷、油腻、刺激性食物；毒血症状重的患者建议卧床休息；告知患者及其家属目前病情。（2分）

（2）抗感染治疗：有效抗感染药物，如喹诺酮类药物、三代头孢类药物等。（4分）

（3）对症治疗：退热、止痛、补液等。（2分）

三、评分表

考号： 姓名：

项　　目		分值	得分
1. 可能性最大的诊断（6分）	肠道感染（细菌性痢疾）	6	
2. 病史采集方面，需要补充的内容（12分）	（1）大便有无腥臭味	2	
	（2）患者有发热，有无伴有畏寒寒战、皮疹	2	
	（3）有无同伴有类似发作	2	
	（4）既往有无慢性消化道疾病史	2	
	（5）有无自身免疫性疾病史	2	
	（6）有无结核病病史（平素有无盗汗）	2	

项 目			分值	得分
3. 体格检查重点 (24分)	(1) 生命体征:T(1分),P(1分),R(1分),BP(1分)		4	
	(2) 神志清楚,精神萎靡		1	
	(3) 无皮疹,无出血点,未见肝掌及蜘蛛痣		1	
	(4) 贫血貌检查(睑结膜、口唇、甲床)		1	
	(5) 有无脱水表现(皮肤弹性)		2	
	(6) 浅表淋巴结未触及肿大		1	
	(7) 心脏听诊		1	
	(8) 肺部听诊		2	
	(9) 腹平软,无腹壁静脉曲张(2分),左下腹压痛,无反跳痛(2分),肝脾无肿大(2分),墨菲征阴性(1分),移动性浊音阴性(1分),肋脊角无叩痛(1分),肠鸣音亢进(2分)		11	
4. 安排的辅助检查 (21分)	(1) 血常规(1分),生化(1分),尿常规(1分)		3	
	(2) CRP(1分),PCT(1分)		2	
	(3) 凝血象		1	
	(4) 心肌酶		1	
	(5) 免疫组合(1分),ANA谱(1分)		2	
	(6) PPD试验		2	
	(7) 肿瘤指标		2	
	(8) 心电图(1分),胸片(1分)		2	
	(9) 腹部彩超		2	
	(10) 大便常规(1分),大便菌群分析(1分)		2	
	(11) 大便双培养		2	
5. 目前诊断、诊断依据及鉴别疾病(19分)	(1) 诊断(4分)	急性细菌性痢疾	4	
	(2) 诊断依据 (11分)	① 流行季节(1分),不洁饮食史(1分),有症状(腹痛腹泻及黏液脓血便,有里急后重)(1分)	3	
		② 查体:左下腹压痛(1分),肠鸣音6～7次/分(1分)	2	
		③ 辅助检查:炎症指标高(2分)、大便常规镜检出红白细胞及脓球(2分)、大便培养出福氏志贺菌(2分)	6	
	(3) 需鉴别疾病(4分)	① 急性阿米巴痢疾	1	
		② 胃肠型的食物中毒	1	
		③ 病毒感染引起的腹泻	1	
		④ 其他肠道疾病(炎症性肠病、肠道肿瘤、肠结核)	1	

项 目		分值	得分
6. 治疗方案(8分)	(1) 一般治疗,满隔离期,合理饮食,适当休息,劳逸结合告知患者及其家属目前病情,	2	
	(2) 对症治疗	2	
	(3) 抗感染治疗	4	
表达简单、明了		5	
临床思维清晰		5	
总 分		100	

考官签名: 日期: 年   月   日

第三章
临 床 操 作

3

第一节　临床操作答题策略

第 4 站临床操作考站是个传统考站,考核方式没有太大的变化,仍是在模拟人上操作,以往是"四大穿刺"(胸腔穿刺、腹腔穿刺、腰椎穿刺、骨髓穿刺)和心肺复苏考核为主,现在的考核范围包括胸腔穿刺、腹腔穿刺、腰椎穿刺、骨髓穿刺、导尿术、留置胃管等内科常用基本操作。去年安徽省的考试中没有心肺复苏这一操作,但我们认为心肺复苏仍是一项基本技能。

本站考核的主要侧重点是需要结合题干,规培医生在以往的学医道路上面临的各种考试都会遇到"四大穿刺",只要在考前进行有效的密集练习以及在住培过程中实际操作过,通过率很高。但需要强调的是,操作时左右侧不能出错,这也是临床工作中必须强调的问题。严格来说,发生左右侧的错误,该考站就可判定考试不通过。该考站的另一项要求是严格执行无菌观念。由于考场准备及物品有可能有些许差异,考生需要根据穿刺包种类选择消毒和开包顺序。题干不同,操作可能有细微差别,就腹腔穿刺、胸腔穿刺而言,注意题干要求是诊断性穿刺还是留置引流;对导尿术而言,是一次性导尿还是保留导尿;留置胃管时是否需要接胃肠减压。

题干的设置离不开临床,考生要了解六大操作的适应证和禁忌证,其实,题干就是适应证。结合住培教学过程,比如在何种情况下需要进行导尿、留置胃管的操作,那么题干也就一目了然了。同样,考生可以自己设计临床情景,互为考生和考官,考前反复练习。总之,操作就是练习,多练习就可以通过考试。

第二节　胸腔穿刺术

一、考生版

考生版 1/2

患者，男，32岁。因"呼吸困难，左侧胸痛，低热半月"入院。

查体：T 37.4 ℃，神志清楚，体型消瘦，左肺呼吸音低，心率88次/分。

1. 请在模具上进行胸腔穿刺术（含医患交流内容）。

考生版 2/2

患者胸腔积液检查结果：淡黄色，相对密度1.27，李凡他试验（＋），细胞数$1167×10^6$/L，单核细胞占70％，LDH 567 U/L，ADA 365 U/L。

2. 请判断胸腔积液性质并给出初步诊断。

二、评分表

考号：　　　　　　　　　　　　　姓名：

项　　目	分值	得分
1. 问题1	—	—
（1）询问患者情况，核对患者信息，病历资料（包括凝血象、血常规及必要的影像学资料），询问麻醉药物过敏史，了解有无禁忌证	4	
（2）向患者说明该项操作的目的和方法，安抚、取得病人同意配合，测生命体征	4	
（3）签署知情同意书，告知相关风险	4	
（4）准备有关器械和物品，检查穿刺包日期	3	
（5）戴帽子、口罩、手消毒	4	
（6）协助患者采取舒适体位，取坐位面向椅背，两前臂置于椅背上，前额伏于前臂，自然呼吸	5	
（7）穿刺点选在胸部叩诊实音最明显部位进行，一般选择肩胛下角线或腋后线第7～8肋间或腋中线6～7肋间或腋前线第5肋间	6	
（8）以穿刺点为中心，直径不小于15 cm，碘伏消毒2遍，不留白	4	
（9）打开部分穿刺包，戴无菌手套，打开全部穿刺包，清点器械	2	

项 目	分值	得分
(10) 检查包内器械,穿刺针是否通畅及气密性	3	
(11) 覆盖无菌洞巾	2	
(12) 选下一肋骨上缘穿刺点,抽取2%利多卡因作自皮肤到壁层胸膜的局部麻醉	5	
(13) 注意回抽,观察有无气体、血液、胸水后方可推注麻醉药	6	
(14) 夹闭穿刺针开关,操作者左手固定穿刺部位皮肤,右手将穿刺针在局麻部位缓缓刺入,当针锋抵抗感突然消失时,表明已穿入胸膜腔	4	
(15) 助手用止血钳协助固定穿刺针,打开穿刺针开关,抽吸胸水直至液体流出,将液体推入引流袋,首次抽液不大于700 mL,以后每次不大于1000 mL	3	
(16) 抽液结束后,拔出穿刺针,穿刺处消毒,局部用消毒纱布覆盖、按压后固定,24小时内保持穿刺部位干燥清洁,观察有无出血和感染等并发症。	5	
(17) 明确标本并按时送检	3	
(18) 处理污染物品	2	
(19) 术中观察患者反应,术后监测血压、脉搏,听心率及双肺呼吸音	6	
(20) 无菌观念	10	
(21) 熟练程度	2	
(22) 术后嘱咐患者后续注意事项,嘱患者术后卧位或半卧位休息半小时	2	
(23) 人文关怀与沟通能力	6	
2. 问题2:渗出液,结核性胸膜炎	5	
总 分	100	

考官签名:　　　　　　　　　　　　　　　　　日期:　　　年　　月　　日

第三节　腹腔穿刺术

一、考生版

考生版 1/2

患者,男,26岁。主因"腹胀15天"入院,15天来腹胀,纳差乏力,伴低热盗汗,无眼黄恶心呕吐。

查体:T 37.8 ℃,神志清楚,体型消瘦,双肺呼吸音清,心率88次/分,腹部稍膨隆,脐突出,腹部柔韧感,无压痛及反跳痛,移动性浊音阳性。ESR 67 mm/h。

1. 请在模具上进行腹腔穿刺术(含医患交流内容)。

腹水常规示:黄色浑浊,比重 1.020,李凡他试验(+),白细胞 300×10^6/L,单核细胞 80%,多核细胞 20%。

2. 请判断腹水性质,说出最可能的诊断。

3. 为进一步明确诊断,还需进行哪些检查?

二、评分表

考号: 姓名:

项　　目	分值	得分
1.问题 1	—	—
(1) 核对患者信息,病历资料(包括凝血象、血常规),询问麻醉药物过敏史,了解有无禁忌证	4	
(2) 向患者说明该项操作的目的和方法,安抚、取得病人同意配合,排空小便,测量腹围,测生命体征	4	
(3) 签署知情同意书,告知相关风险	4	
(4) 准备有关器械和物品,检查穿刺包日期	3	
(5) 戴帽子、口罩、洗手	4	
(6) 协助患者采取舒适体位,平卧、半卧或左侧卧位	3	
(7) 根据病情选择合适穿刺点:腹部叩诊,一般选择左下腹脐与左髂前上棘连线中外 1/3 交点处,标注穿刺点,龙胆紫标记	6	
(8) 以穿刺点为中心,局部消毒,直径不小于 15 cm,碘伏消毒 2 遍,不留白	4	
(9) 根据使用穿刺包种类选择消毒和开包顺序,戴手套,清点器械	2	
(10) 检查包内器械,穿刺针是否通畅及气密性	3	
(11) 覆盖无菌洞巾	2	
(12) 核对麻药(2%利多卡因),并抽吸 2 mL 自穿刺点逐层浸润麻醉至壁层腹膜进行局麻	3	
(13) 注药前注意回抽,观察有无气体、血液、腹水后,方可推注麻药	6	
(14) 夹闭穿刺针开关,操作者左手固定穿刺部位皮肤,右手持穿刺针,沿麻醉部位垂直缓慢进针,待右明显脱空感后表示针尖已进入腹腔	4	
(15) 打开穿刺针开关,抽吸腹水将其推入引流袋(若为消毒式腹穿包,抽取腹水直至液体流出,抽吸完毕助手夹紧胶管),一般初次不宜超过 1000 mL	3	

项　　目	分值	得分
(16) 抽液结束后,拔出穿刺针,穿刺处消毒,局部用消毒纱布覆盖、按压后固定,24小时内保持穿刺部位干燥清洁,观察有无出血和感染等并发症	2	
(17) 标本送检(常规、病原、细胞学)	2	
(18) 术中观察患者反应,术后监测血压、脉搏、腹围	4	
(19) 处理污染物品	2	
(20) 无菌观念	10	
(21) 熟练程度	2	
(22) 术后嘱咐患者后续注意事项,嘱患者静卧30分钟,穿刺点位于上方,以防腹水漏出	2	
(23) 人文关怀与沟通能力	6	
2. 问题2:渗出液(5分),结核性腹膜炎(5分)	10	
3. 问题3:胸部 CT、PPD、TB-SPOT	5	
总　　分	100	

考官签名:　　　　　　　　　　　　　　　　日期:　　　年　　月　　日

第四节　骨髓穿刺术

一、考生版

考生版 1/2

患者,女,60岁,工人。主因"头昏、乏力、反复牙龈出血5月余"入院。

查体:BP 100/65 mmHg,贫血貌,四肢皮肤散在出血点,浅表淋巴结无肿大,胸骨无压痛,心率98次/分,律齐,腹软,肝脾肋下未及。

血常规:WBC 2.32×10^9/L, NEUT 0.4×10^9/L, LYM 80%, Hb 64 g/L, PLT 9×10^9/L。

1. 请在模具上进行骨髓穿刺术(含医患交流内容)。

考生版 2/2

2. 骨髓穿刺检查结果显示"骨髓增生明显减低",考虑最可能的诊断是什么?

二、评分表

项　　　目	分值	得分
1. 问题 1	—	—
(1) 核对患者信息,病历资料(包括凝血象、血常规),询问麻醉药物过敏史,了解有无禁忌证	4	
(2) 向患者说明该项操作的目的和方法,安抚、取得病人同意配合,测生命体征	4	
(3) 签署知情同意书,告知相关风险	4	
(4) 准备有关器械和物品,检查穿刺包日期	3	
(5) 戴帽子、口罩,洗手	4	
(6) 取仰卧位,取髂前上棘后 1~2 cm 骨面较平处穿刺,或俯卧位取髂后上棘穿刺点,标注穿刺点,龙胆紫标记	6	
(7) 以穿刺点为中心,局部消毒,直径不小于 15 cm,碘伏消毒 2 遍,不留白	4	
(8) 打开穿刺包外层,戴无菌手套,打开全部穿刺包	2	
(9) 检查物品,穿刺针是否通畅及气密性,与 20 mL 注射器是否匹配	3	
(10) 覆盖无菌洞巾	2	
(11) 2% 利多卡因自穿刺点依次做皮肤、皮下和骨膜麻醉	3	
(12) 注药前注意回抽,观察无鲜血吸出,方可推注麻药	6	
(13) 调整及固定骨髓穿刺针深度,预留长度应较麻醉针进针距离长 0.5~1.5 cm	4	
(14) 左手拇指和示指固定穿刺部位,右手持穿刺针垂直骨面进针	3	
(15) 针尖到达骨面后,垂直用力左右旋转,缓慢刺入骨质,直到感觉阻力降低,进入骨髓腔,穿刺针固定	5	
(16) 拔出针芯,将穿刺针连接 20 mL 干燥注射器,适当用力抽吸骨髓液 0.1~0.2 mL	4	
(17) 取下注射器,立即将针芯还纳穿刺针中	4	
(18) 将注射器中骨髓液注于载玻片上,助手正确推片	4	
(19) 操作者左手持无菌纱布置于穿刺处,另一手持穿刺针左右旋转连同针芯一起拔出,并将无菌纱布敷于针孔上,按压 1~2 分钟后,再用胶布加压固定,24 小时内保持穿刺部位干燥清洁,观察有无出血和感染等并发症	2	
(20) 术中观察患者反应,术后监测血压、脉搏	2	
(21) 处理污染物品	2	
(22) 无菌观念	10	
(23) 熟练程度	2	
(24) 术后嘱咐患者后续注意事项	2	

项　　　目	分值	得分
(25) 人文关怀与沟通能力	6	
2. 问题2:再生障碍性贫血	5	
总　　　分	100	

考官签名：　　　　　　　　　　　　　　　　日期：　　　年　　月　　日

第五节　腰椎穿刺术

一、考生版

考生版 1/3

患者,男,40 岁。因"精神行为异常 1 周伴抽搐 3 天"入院,发病前 3 天有发热咳嗽病史。

查体:T 39.0 ℃,躁动不安,口唇周围有疱疹瘢痕,双肺呼吸音清,心率 98 次/分,律齐,四肢可见自主活动,右侧巴氏征阳性。

1. 还需要完善哪些检查?

考生版 2/3

2. 请在模具上进行腰椎穿刺术(含医患交流内容)。

考生版 3/3

血常规:WBC $6.02×10^9$/L,N％ 45％,L％ 54％。脑脊液压力 220 mmH$_2$O,白细胞$35×10^6$/L,单核 85％,多核 15％,潘式试验弱阳性,蛋白0.62 g/L,Glu 4.0 mmol/L,Cl 121 mmol/L(正常),革兰染色、抗酸染色、墨汁染色阴性。头颅 CT 阴性。

3. 结合上述结果,请给出最可能的诊断。

二、评分表

项　　　目	分值	得分
1. 问题1：血常规(1分)，生化(1分)，头颅CT(2分)，腰穿脑脊液检查(4分)，脑电图(2分)	10	
2. 问题2	—	—
(1) 核对患者信息，病历资料(包括凝血象、血常规及必要的影像学资料)，询问麻醉药物过敏史，了解有无禁忌证	4	
(2) 向患者说明该项操作的目的和方法，安抚、取得病人同意配合，测生命体征	4	
(3) 签署知情同意书，告知相关风险	4	
(4) 准备有关器械和物品，检查穿刺包日期	3	
(5) 戴帽子、口罩、洗手	4	
(6) 协助患者采取舒适体位，侧卧于硬板床，背部与床面垂直，头向前胸屈曲，两手抱膝紧贴腹部，使躯干呈弓形，使脊柱尽量后凸，以增宽椎间隙	3	
(7) 确定穿刺点：以髂后上棘连线与后正中线的交会处为穿刺点，此处相当于第3～4腰椎棘突间隙，也可在上一或下一腰椎间隙进行	6	
(8) 以穿刺点为中心，局部消毒，直径不小于15 cm，碘伏消毒2遍，不留白	4	
(9) 打开穿刺包外层，戴无菌手套、打开全部穿刺包	2	
(10) 检查物品，穿刺针是否通畅及气密性	3	
(11) 覆盖无菌洞巾	2	
(12) 核对麻药，抽取2%利多卡因在穿刺点自皮肤到椎间隙韧带作逐层局部麻醉	3	
(13) 注药前注意回抽，观察无回血，方可推注麻药	6	
(14) 操作者用左手固定穿刺点皮肤，另一手持穿刺针垂直背部缓慢进针，针尖稍斜向头部缓慢刺入，当针头穿过韧带与硬脑膜时，有阻力突然消失落空感，此时将枕芯慢慢抽出，可见脑脊液流出	4	
(15) 放液前先接上测压管测量压力	3	
(16) 撤去测压管，成功收集脑脊液2～5 mL送检(至少2管)	2	
(17) 将针芯插入后一起拔出穿刺针，穿刺点消毒，覆盖无菌纱布，用胶布固定，24小时内保持穿刺部位干燥清洁，观察有无出血和感染等并发症	2	
(18) 术中观察患者反应，如呼吸、脉搏、面色	4	
(19) 处理污染物品	2	
(20) 无菌观念	10	
(21) 熟练程度	2	
(22) 术后嘱咐患者注意事项，去枕平卧4～6小时，术后监测生命体征	2	

项　目	分值	得分
(23) 人文关怀与沟通能力	6	
3. 问题3:病毒性脑膜脑炎	5	
总　分	100	

考官签名：　　　　　　　　　　　　　　　　　日期：　　　年　　月　　日

第六节　胃管置入术

一、考生版

考生版 1/2

患者,男,68岁。患者近半年有排便习惯变化,伴体重减轻,大便4～5天一次,目前大便一周未解,上腹痛2天,3小时前出现上腹部疼痛,反复呕吐,呕吐物为胃内容物,无咖啡样物,进食水可再度诱发呕吐。

查体:T 36.3 ℃,P 75 次/分,R 20 次/分,BP 100/55 mmHg,神清,消瘦,双肺呼吸音清,心率90次/分,律齐,未闻及杂音。腹软,可见肠型及蠕动波,肝脾肋下未及,上腹部轻压痛,肠鸣音亢进,双下肢无水肿。

1. 为缓解患者呕吐腹痛并进一步明确原因,应首先考虑的检查和处理措施有哪些?

考生版 2/2

2. 请在模具上进行插胃管操作(含医患交流内容)。

二、评分表

考号：　　　　　　　　　　　　　　姓名：

项　目	分值	得分
1. 问题1:腹部立位片、插胃管胃肠减压、禁食水、生化、血常规(各2分)	10	
2. 问题2	—	
(1) 核对患者信息及病历资料,检查口腔及鼻腔情况,了解有无禁忌证	4	
(2) 向患者说明该项操作的目的和方法,安抚、取得患者同意配合	4	

项 目	分值	得分
(3) 签署知情同意书,告知相关风险	4	
(4) 准备有关器械和物品	4	
(5) 戴帽子、口罩、洗手	4	
(6) 根据病情协助患者半卧位	2	
(7) 覆盖无菌洞巾、弯盘放于患者口角处,清洁单侧鼻孔	2	
(8) 戴手套	2	
(9) 检查胃管(包装是否漏气,胃管是否通畅)	4	
(10) 测量插入长度:前额发际至剑突的距离做一标记,一般成人在 45～55 cm	6	
(11) 石蜡油充分润滑胃管前端	2	
(12) 插胃管(注意手势,插入合适长度):一手托住胃管,一手持胃管前端沿选定侧鼻孔轻轻插入,插至 14～16 cm 嘱患者做吞咽动作,顺势插入胃管	8	
(13) 插管过程中患者出现不能发声,呼吸困难,胃管末端感到有气流等情况时,胃管有可能误入气管内,必须观察患者反应,拔出重插	4	
(14) 嘱患者张口确认无盘绕,初步胶布固定,检查胃管是否在胃内:① 抽:胃管末端接注射器抽吸有胃液;② 听:注射器向胃管快速注入 10 mL 空气,听诊器置于胃部听气过水声;③ 看:胃管末端至于盛水换药碗看有无气泡连续溢出(三种方法选择一种即可)	10	
(15) 胃管尾端用纱布包绕(用于负压吸引时,胃管末端接负压吸引器),擦口角分泌物,撤弯盘,脱手套,弓形鼻贴固定胃管于鼻翼,棉绳外加固定(若无鼻贴及棉绳,则胶布固定鼻翼和面颊),胃管贴上备注置管日期,撤去治疗巾,别针固定胃管尾端于衣领	5	
(16) 操作中与患者合理交流	5	
(17) 处理污染物品	5	
(18) 熟练程度	4	
(19) 术后嘱咐患者后续注意事项	6	
(20) 人文关怀与沟通能力	5	
总 分	100	

考官签名:　　　　　　　　　　　　　　　　日期:　　年　　月　　日

第七节　导尿术(男)

一、考生版

患者,男,80岁。主因"排尿困难3天"入院,既往2型糖尿病、高血压病、前列腺增生、腔隙性脑梗死、帕金森综合征病史,长期服用相关药物治疗,近1年活动困难,卧床时间较多,3天前开始出现排尿困难,小便量少,下腹疼痛,就诊急诊,泌尿系B超提示"膀胱残余尿300 mL"。

查体:T 36.3 ℃,P 90次/分,R 18次/分,BP 170/66 mmHg,神清,急性面容,双肺呼吸音粗,未闻及干湿啰音,心率80次/分,律齐,未闻及杂音,下腹稍膨隆,耻骨上叩诊呈浊音,轻压痛。双下肢无水肿。

1. 需要即刻采取什么操作可缓解腹痛及排尿困难?

2. 请在模具上进行导尿操作(含医患交流内容)。

3. 哪些原发疾病可能会导致患者发生尿潴留?

二、评分表

考号:　　　　　　　　　　　　姓名:

项　　目	分值	得分
1. 问题1:留置导尿术	5	
2. 问题2	—	—
(1) 核对患者信息及病历资料,了解有无禁忌证(如急性下尿路感染)	5	
(2) 向患者说明该项操作的目的和方法	5	
(3) 准备有关器械和物品	2	
(4) 注意保护隐私,操作者站在患者右侧,松开床尾盖被,协助患者脱去对侧裤子,盖在近侧腿部,对侧腿用盖被遮盖	2	

项　目	分值	得分
(5) 患者仰卧屈膝位,两腿充分外展外旋,暴露局部区域	2	
(6) 垫尿垫于臀下	3	
(7) 戴帽子、口罩、洗手	3	
(8) 打开导尿包,弯盘置于两腿间(内放镊子及碘伏棉球)	3	
(9) 初步消毒:左手戴手套,右手持内夹取消毒棉球依次消毒阴阜、左侧会阴部、右侧会阴部、阴茎上侧,左手用无菌纱布裹住阴茎将包皮向后推,暴露尿道口,右手持镊子取棉球自尿道口向外向后旋转擦拭尿道口、龟头、冠状沟、阴茎下侧直至阴囊,每个棉球用 1 次,消毒物品移置床尾	5	
(10) 再次消毒双手,导尿包放在两腿间,无菌原则打开治疗巾	3	
(11) 戴手套	2	
(12) 覆盖无菌洞巾	2	
(13) 检查导尿管是否通畅、气囊是否漏气	4	
(14) 尿管前端涂石蜡油,尾端连接引流袋,夹毕	3	
(15) 再次消毒:左手用无菌纱布裹住阴茎将包皮向后推,暴露尿道口,右手持镊子夹碘伏棉球再次依次消毒尿道口、龟头、冠状沟,最后一个棉球尿道口加强消毒	4	
(16) 导尿:一手用无菌纱布固定并提取阴茎,使之与腹壁成 60°,用镊子将尿管自尿道口插 15～20 cm	5	
(17) 见尿液流出再插入 5～7 cm	5	
(18) 夹毕导尿管,向球囊注入无菌盐水 10～20 mL,轻拉尿管至静止(根据病情需要留取标本送检)	5	
(19) 连接无菌尿袋,悬于床旁,妥善固定低于膀胱水平,注明尿袋起止日期	4	
(20) 处理污染物品	5	
(21) 无菌观念	10	
(22) 熟练程度	4	
(23) 术后嘱咐患者后续注意事项:防脱管,防止逆行感染。	4	
3. 尿潴留的原因:糖尿病、帕金森综合征、前列腺增生	5	
总　分	100	

考官签名:　　　　　　　　　　　　　　日期:　　　年　　月　　日

第八节　导尿术(女)

一、考生版

患者,女,80 岁,主因"反复胸闷气喘 20 年加重伴浮肿 1 周"入院,此次气喘加重,前有咳黄痰,轻微活动即有气喘,目前夜间不能平卧,烦躁,10 年前有心肌梗死病史,置入支架 2 枚(具体不详),诊断"冠心病,PCI 术后状态,慢性心力衰竭,心功能 IV 级 肺炎"。

查体:T 37.3 ℃,P 102 次/分,R 23 次/分,BP 176/66 mmHg,SpO_2 95%。神志清楚,半卧位,颜面及身体低垂部位水肿,呼吸较促,双肺呼吸音粗,左下肺可闻及湿罗音,心音低钝,心率 102 次/分,律齐,未闻及杂音。腹平软,无压痛,双下肢胫前区凹陷性水肿。入院后予以利尿强心抗感染治疗,3 天后症状有所改善。生化提示:K 3.0 mmol/L,SCr 160 μmol/L,NT-proBNP 9800 mg/L。患者诉夜间小便多,反复下床小便后气喘明显,有时解在尿垫上。

1. 为了更好地监测尿量,加强水电平衡管理利于总体治疗,可采取什么操作?

2. 请在模具上进行导尿操作(含医患交流内容)。

3. 患者导尿一周,留取尿常规白细胞酯酶 1+,尿白细胞 70 个/μL,请说出正确拔除导尿管的时机。

二、评分表

考号:　　　　　　　　　　　　姓名:

项　　目	分值	得分
1. 问题1:留置导尿术	5	
2. 问题2	—	—
(1) 核对患者信息及病历资料,了解有无禁忌证(如急性下尿路感染)	5	
(2) 向患者说明该项操作的目的和方法	5	

项　目	分值	得分
（3）准备有关器械和物品	2	
（4）注意保护隐私,操作者站在患者右侧,松开床尾盖被,协助患者脱去对侧裤子,盖在近侧腿部,对侧腿用盖被遮盖	2	
（5）患者仰卧屈膝位,两腿充分外展外旋,暴露局部区域(患者心衰,可酌情进行姿势调整)	2	
（6）垫尿垫于臀下	3	
（7）戴帽子、口罩、洗手	3	
（8）打开导尿包,弯盘至于两腿间(内放镊子及碘伏棉球)	3	
（9）初步消毒:左手戴手套,右手持内夹取消毒棉球自上而下,由外而内依次消毒阴阜、大阴唇、小阴唇、尿道口至肛门,每个棉球限用1次,初步消毒物品移置床尾	5	
（10）再次消毒双手,导尿包放在两腿间,无菌原则打开治疗巾	3	
（11）戴无菌手套	2	
（12）覆盖无菌洞巾	2	
（13）检查导尿管是否通畅、气囊是否漏气	4	
（14）尿管前端涂石蜡油,尾端连接引流袋,夹毕	3	
（15）再次消毒:左手用纱布分开并固定小阴唇,右手持镊子夹碘伏棉球再次消毒尿道口、两侧小阴唇,尿道口加强消毒	4	
（16）导尿:左手固定小阴唇,弯盘置于孔巾口旁,右手用镊子夹持尿管轻轻插入尿道4～6 cm	5	
（17）见尿液流出后,再进入5～7 cm	5	
（18）夹毕导尿管,向球囊注入无菌盐水10～20 mL,轻拉尿管至静止(根据病情需要留取标本送检)	5	
（19）连接无菌尿袋,悬于床旁,妥善固定并低于膀胱水平,注明尿袋起止日期	4	
（20）处理污染物品	5	
（21）无菌观念	10	
（22）熟练程度	4	
（23）术后嘱咐患者后续注意事项:防脱管,防止逆行感染	4	
3. 拔除导尿管时机:患者危重情况缓解,急性心衰控制,尽早拔除导尿管	5	
总　　分	100	

考官签名:　　　　　　　　　　　　　　　　　　　日期:　　　年　　月　　日

第四章
交 流 沟 通

4

第一节　交流沟通答题策略

第5站的考核内容是交流沟通，包括告知坏消息、知情同意和健康咨询。考站会提供简单的临床场景和临床资料，考生根据提供的临床情境和要求与SP进行沟通交流，告知预设的内容，最终达成诊疗共识。考核内容包括：告知坏消息，如确诊恶性疾病的消息或者发生了严重的并发症；也可以是一般病情告知，需要医患沟通，共同抉择；还可以是健康教育或咨询。

虽然沟通交流站点也是技能考试中新设置的站点，但从去年考核的情况来看，是得分最高的站点。此站点的答题策略相对简单，主要是牢记大纲给出的评分标准。无论是什么样的临床情境，综合表现的评分标准是固定的，任务完成环节的评分项目，如自我介绍、确认授权家属、总结确认，是相对固定的内容，对照评分标准记忆，是通过此站点考核的关键。

什么样的临床资料会出现在此站点呢？相对简单的考题可以是某项有创操作或者恶性肿瘤疾病的病情告知，考核难度提升的考题是可以设置某些临床冲突，经过沟通达到诊疗共识。一般患者对病情并不是一无所知，而是通过网络或者其他途径搜索信息进行自我判断，医患沟通中的难点可能是医生对病情的专业判断和认知与患者从其他途径的得到的判断认知存在一些冲突或者不一致，交流沟通的目的就是要从患者获益的角度出发，达到诊疗共识。考生可以回顾自己在住培轮转过程中哪些疾病或者临床情况容易出现交流沟通的困难，或许就是考试考核的方向。根据大纲要求，本站点将提供必要的背景知识，比较专业的知识会附上相关说明，避免因为对专业问题的不熟悉而影响对交流能力的评价，因此，此站点对考生的知识储备要求不高。本站点给出的案例，包括糖皮质激素使用问题、急诊透析、重症监护室的转科诊疗以及甲状腺功能亢进的放射碘治疗就属于存在医患理解不一致情况的案例。掌握交流沟通技巧，熟悉评分标准，就能轻松通过考试。

第二节　交流沟通案例 1

一、考生版

患者,男,50岁,1 天前暴饮暴食后出现剧烈腹痛伴发热。

既往:胆囊结石、胆囊炎、高脂血症病史。

查体:T 38.5 ℃,BP 90/60 mmHg,SpO$_2$ 94%,急性痛苦面容,呼吸较急促,双肺呼吸音粗,心率 102 次/分,腹膨隆,左上腹压痛反跳痛,肠鸣音未闻及。

入院后检查及治疗:血常规 WBC 20.0×10^9/L,N% 93%,AMY 414 IU/L,Ca 1.5 mmol/L,Glu 3.4 mmol/L,急诊腹部增强 CT 提示胰腺水肿,诊断急性重症胰腺炎。入院后予以监护、液体复苏、肠功能维护、减少胰液分泌、禁食水、生长抑素、抗感染治疗,患者体温仍高,进行性呼吸困难,少尿,氧饱和度 80%,经 ICU 会诊,考虑多脏器功能不全,建议转 ICU 治疗。

任务:你作为住院医师向患者家属(SP 扮演)交代病情,协商转科事宜。

二、SP 信息

(一) 临床情景

患者,男,50 岁,有高脂血症和胆囊结石病史,平时饮食不控制,1 天前暴饮暴食后出现剧烈腹痛,伴有腹胀呕吐,伴发热,即刻家人陪同急诊来院,住院后医生告诉患者家属,患者系"急性重症胰腺炎",住院后做了积极治疗病情进展快,呼吸困难,小便少,精神差,反应迟钝,是胰腺炎里面凶险的会危及生命的一种,需要转到 ICU 救治。

(二) SP(扮演患者家属,授权人)主要表现要求

(1) 对病情的了解:知道患者是急性胰腺炎,仅仅知道会腹痛,但不知为何会发展到这么严重的地步。也知道是重症胰腺炎,但不理解为什么肚子的问题会使脑子不清楚,甚至连呼吸都困难,还要转 ICU。

(2) 基于以上原因,听说去 ICU 后花费大,人也不一定能治好,担心人财两空。

(3) 经医生劝说后,了解了病情,明白转科的必要性,要求医院积极抢救,并希望得到能成功救治的承诺。

三、评分表

任务完成情况评分表(共 40 分)

序号	内　　容		分值	得分
1	自我介绍		5	
2	确认授权家属,了解患者或其他家属是否参加		5	
3	简单介绍患者目前病情及诊断	(1) 急性重症胰腺炎	5	
		(2) 呼吸衰竭、多脏器功能不全	5	
		(3) 目前普通病房治疗欠佳,需脏器支持	5	
4	ICU 医师的会诊意见(转科)		5	
5	恰当回答患者咨询的相关问题		5	
6	总结确认		5	

综合表现(共 60 分)

序号	内　　容	分值	得分
1	传达消息分步合理	6	
2	表达共情(同情)	6	
3	适度的等待(情绪调适的时间)	6	
4	提供正面信息	6	
5	没有复杂难懂的专业术语	6	
6	没有不符合实际的承诺	6	
7	考虑患者(家属)意见	6	
8	承诺给患者(家属)提供持续的支持	6	
9	语速、语音、语调恰当,使人舒适	6	
10	适当的目光接触及肢体语言	6	

考官签名： 日期： 年 月 日

第三节　交流沟通案例 2

一、考生版

患者,女,25 岁,主因"多关节痛 3 年,发热、面部皮疹 3 天"就诊。查体:T 38.6 ℃,P 100 次/分,R 26 次/分,BP 160/80 mmHg。双侧面颊部散在红色皮疹,不高出皮面、压之不褪色、无明显触痛、瘙痒,舌缘、右侧颊黏膜均可见新发溃疡,双肺呼吸音稍低,未及明显啰音,心率 100 次/分,腹平软,无压痛及反跳痛,双下肢无凹陷性浮肿,神经系统查体阴性。双手指、双肘、双膝等多处关节压痛,未见明显关节肿胀。

入院后检查及治疗:① 心脏超声:左心不大,心包积液;② 尿常规:尿蛋白 2＋;③ ANA、抗 dsDNA、抗 Sm 抗体均为阳性。诊断"系统性红斑狼疮、狼疮性肾炎"。

入院经治疗好转出院,出院要求长期服用免疫抑制剂和糖皮质激素。

任务:你作为住院医师向患者(SP 扮演)交代病情,告诉其需长期服用免疫抑制剂和口服糖皮质激素。

二、SP 信息

(一)临床情景

患者,女,25 岁,主因"多关节痛 3 年,发热、面部皮疹 3 天"就诊。双手关节、双肘关节、双膝关节疼痛 3 年多了,工作忙,没时间来看。3 天前发烧了,在家测量体温为 39℃,最近小便泡沫也多,而且脸上还出红疹子,口腔里也长溃疡,到医院来看说是"系统性红斑狼疮、狼疮性肾炎"。既往无特殊病史。

经检查后,诊断为风湿免疫系统疾病,不是表面上的关节痛和皮疹、溃疡那么简单,肾脏都受到了影响,在用了免疫抑制剂和糖皮质激素(患者口语简称"激素",以下类同)后疼痛、发热都控制了。

(二) SP(扮演患者)主要表现要求

(1) 不了解风湿病系统性损害的特点,只知道关节痛、皮疹是风湿病,不知道这是免疫系统病变,不知道对身体内部脏器有这么严重的影响,甚至对心脏、肾脏都有损伤。

(2) 不了解治疗用药的重要性、必要性,认为住院治疗好转,就是彻底治愈;不愿意长期吃激素,担心体重增加,影响外形,担心激素的其他副作用;担心免疫抑制剂影响生育、对身体脏器损伤。

（3）经劝说后了解病情，了解药物使用的重要性、必要性。

（4）向医生询问，希望能根治，使用激素和免疫抑制剂要注意如何自我警惕副作用发生。

二、评分表

考号：   姓名：

任务完成情况评分表（共 40 分）

序号	内　　　容		分值	得分
1	自我介绍		5	
2	确认授权家属，了解患者或其他家属是否参加		5	
3	简单介绍患者目前病情及诊断	（1）系统性红斑狼疮	5	
		（2）狼疮是侵犯多系统的疾病	5	
		（3）急性期治疗控制病情，缓解期需要维持治疗	5	
4	具体解释药物必要性及副作用权衡（如病情稳定药物治疗生育不受影响）		5	
5	恰当回答患者咨询的相关问题		5	
6	总结确认		5	

综合表现（共 60 分）

序号	内　　　容	分值	得分
1	传达消息分步合理	6	
2	表达共情（同情）	6	
3	适度的等待（情绪调适的时间）	6	
4	提供正面信息	6	
5	没有复杂难懂的专业术语	6	
6	没有不符合实际的承诺	6	
7	考虑患者（家属）意见	6	
8	承诺给患者（家属）提供持续的支持	6	
9	语速、语音、语调恰当，使人舒适	6	
10	适当的目光接触及肢体语言	6	

考官签名：   日期：   年   月   日

第四节　交流沟通案例 3

一、考生版

患者,女,48 岁,主因"怕热、心悸、手抖 1 年,加重 1 月"就诊,患者半年前因心悸,手抖,就诊于当地医院内分泌科,查甲状腺功能提示:甲状腺功能亢进伴有肝酶升高。诊断为甲状腺机能亢进症,甲亢肝损害,规律服用甲巯咪唑、天晴甘平治疗,未复查甲状腺功能及肝功能。1 个月前患者自觉怕热,心悸加重。

既往史:发现高血压 5 年,目前服药,血压控制在正常范围内。

查体:BP 138/72 mmHg,神志清楚,全身皮肤无黄染,无肝掌及蜘蛛痣。全身浅表淋巴结无肿大,甲状腺 I 度肿大,胸廓无畸形,双肺呼吸音清,心率 86 次/分,律齐,腹部平软,肝脾肋下未及,双下肢不肿。

入院后检查及治疗:① 甲状腺功能:TSH 0.05 mIU/L,FT$_3$ 6.07 pmol/L,FT$_4$ 21.87 pmol/L② 肝功能:ALT 162 U/L,AST 151 U/L,TPOAb 5.30 IU/mL,TGAb 0.3 IU/mL;③ TRAb 升高,血常规提示白细胞正常。

入院后查甲状腺 B 超示:甲状腺弥漫性病变;诊断 Graves 病,甲亢肝损害。目前口服甲巯咪唑、心得安、异甘草酸镁、非洛地平。

目前患者经过 1 周综合治疗,怕热、心悸症状较前好转,复查肝功能提示:ALT、AST 较前有进一步升高(ALT 192 U/L,AST 182 U/L)。

核医学科会诊:考虑患者肝酶升高明显,不宜继续口服抗甲药物,建议行[131]I 治疗甲亢。

任务:你作为住院医师向患者家属(SP 扮演)交代病情,协商放射碘治疗及后续随访治疗事宜。

二、SP 信息

(一)临床情景

患者,女,48 岁,主因"怕热、心悸、手抖 1 年,加重 1 月"就诊,患者半年前因心悸,手抖,就诊于当地医院内分泌科,诊断甲状腺机能亢进症,甲亢肝损害,规律服用甲巯咪唑、天晴甘平治疗,后未复查甲状腺功能及肝功能。1 个月前患者自觉怕热心悸加重住院就诊。既往高血压病史,服药后血压控制正常。这次住院后复查肝功能仍不正常,内分泌科及核医学科医生都建议进行[131]I 治疗。

（二）SP（扮演患者家属，授权人）主要表现要求

（1）对病情的了解：知道患者有甲亢，并予以了治疗，知道其甲亢指标下降了，认为病情好转了。知道患者有肝功能的问题，但疑惑肝功能损害的原因，认为可以边吃保肝药物边治疗，方便经济。

（2）对采取 ^{131}I 治疗产生的副作用表示担心。

（3）经医生劝说，同意 ^{131}I 治疗。

（4）主动询问甲亢 ^{131}I 治疗的注意事项。

三、评分表

考号：　　　　　　　　　　　　姓名：

任务完成情况评分表（共 40 分）

序号	内　　　　容		分值	得分
1	自我介绍		5	
2	确认授权家属，了解患者或其他家属是否参加		5	
3	简单介绍患者目前病情及诊断	（1）甲亢（Graves 病）	5	
		（2）肝损害（可能是甲亢药物所致）	5	
		（3）有放射碘治疗的适应症	5	
4	核医学科医师的会诊意见（转科、^{131}I 治疗）		5	
5	恰当回答患者咨询的相关问题（包括 ^{131}I 的相关副作用及效果）		5	
6	总结确认		5	

综合表现（共 60 分）

序号	内　　　　容	分值	得分
1	传达消息分步合理	6	
2	表达共情（同情）	6	
3	适度的等待（情绪调适的时间）	6	
4	提供正面信息	6	
5	没有复杂难懂的专业术语	6	
6	没有不符合实际的承诺	6	
7	考虑患者（家属）意见	6	
8	承诺给患者（家属）提供持续的支持	6	
9	语速、语音、语调恰当，使人舒适	6	
10	适当的目光接触及肢体语言	6	

考官签名：　　　　　　　　　　　　日期：　　　年　　月　　日

第五节 交流沟通案例4

一、考生版

患者,男,50岁,近2月食欲逐渐减退,伴少尿,活动后气喘,家人发现脸色变差,伴头晕心悸,2小时前出现呕吐,呕吐胃内容物,就诊急诊。

既往史:高血压糖尿病病史,血压、血糖控制不佳,已经5年没去过医院做相关检查。

查体:T 36.5 ℃,BP 180/100 mmHg,神清,肾病面容,肺部听诊无异常,心界左侧扩大,心率60次/分,双肾区可闻及血管杂音。

入院后检查及治疗:血常规 WBC 3.0×10^9/L,Hb 73 g/L,SCr 790 μmol/L,K 7.9 mmol/L,CO_2-CP 9 mmol/L。

心电图示:T波高尖。

诊断"肾衰,高钾血症",急诊收入院,入院后予以监护、降钾治疗,联系透析室透析。

任务:你作为住院医师向患者家属(SP扮演)交代病情,协商急诊透析事宜。

二、SP信息

(一) 临床情景

患者,男,60岁,近2月食欲逐渐减退,小便少,家人发现脸色变差,时常有头晕、心悸气喘,2小时前出现呕吐到急诊。

既往史:高血压糖尿病病史20年,平时服药不规则,偶尔就诊社区卫生服务中心,被告知血糖血压控制不好(具体记忆不清),没有按医嘱调整药物,已经3年没到过医院专科就诊。

急诊医生说他是因糖尿病、高血压没控制好而导致的肾病,目前已经是尿毒症期了,现在血钾高,要做透析。

(二) SP(扮演患者家属,授权人)主要表现要求

(1) 对病情的了解:知道患者有高血压、糖尿病,知道其控制不好,但不知道一来医院就被诊断为尿毒症,怀疑是不是搞错了。家属认为这次只是消化道不舒服,吃不下饭,怎么会是肾衰竭,希望检查一下胃部情况。

(2) 医生讲高钾危险,会导致心跳骤停,现在患者神志清楚,能走能动,感觉还没有那么

严重,能不能先用药物进行治疗,毕竟透析很伤身体。

（3）经医生劝说后,了解了患者病情,知道了急诊透析的必要性,期待肾功能还能逆转。

（4）主动询问以后怎么控制血糖、血压,询问慢性透析需要注意事项。

三、评分表

考号：　　　　　　　　　　　　姓名：

任务完成情况评分表（共 40 分）

序号	内　　容		分值	得分
1	自我介绍		5	
2	确认授权家属,了解患者或其他家属是否参加		5	
3	简单介绍患者目前病情及诊断	（1）尿毒症	5	
		（2）高钾血症	5	
		（3）有心跳骤停风险	5	
4	需要透析治疗		5	
5	恰当回答患者咨询的相关问题		5	
6	总结确认		5	

综合表现（60 分）

序号	内　　容	分值	得分
1	传达消息分步合理	6	
2	表达共情（同情）	6	
3	适度的等待（情绪调适的时间）	6	
4	提供正面信息	6	
5	没有复杂难懂的专业术语	6	
6	没有不符合实际的承诺	6	
7	考虑患者（家属）意见	6	
8	承诺给患者（家属）提供持续的支持	6	
9	语速、语音、语调恰当,使人舒适	6	
10	适当的目光接触及肢体语言	6	

考官签名：　　　　　　　　　　　　日期：　　　年　　月　　日

附　　录

附录一　住院医师规范化培训结业临床实践能力考核标准方案(2022版)(内科)

一、考核形式及考站设置

内科住院医师规范化培训结业临床实践能力考核采用国际通行的客观结构化临床考核(Objective Structured Clinical Examination,OSCE)方式。共设 5 个独立考站,分别为:接诊病人、临床思维 1、临床思维 2、临床操作(场景＋模具)、交流沟通(告知坏消息、知情同意、健康咨询等)。

具体设置如附表1.1所示。

考站	考站名称	考核内容	考核方式	考试时间	分值占比
第1站	接诊病人	SP病史采集＋重点查体＋初步诊断	面试＋SP	14＋1	20％
第2站	临床思维1	病例分析:分步递呈临床资料	面试	14＋1	20％
第3站	临床思维1	病例分析:分步递呈临床资料	面试	14＋1	20％
第4站	临床操作	内科基本技能操作	模拟器上操作	14＋1	20％
第5站	交流沟通	告知坏消息、知情同意、健康咨询等	面试＋SP	14＋1	20％
合　　计					75分钟

注:"14＋1"是指14分钟考试,1分钟换站。

二、各考站设置具体要求

(一) 第1考站:接诊病人

(1) 考核内容:内科患者接诊,包括病史采集、体格检查、初步诊断、医患沟通。

(2) 考核形式:使用标准化病人(Standardized Patients,以下简称 SP)进行考核。考生向 SP 采集病史,之后根据病史采集的情况进行相应重点查体。采集病史过程中,设置 SP 向考生主动发问或表达自己想法的情形,观察考生的回应,并籍此协助评价其沟通表现。最后根据病史采集和重点查体的阳性结果,做出初步诊断。每半天更换考试题目。

(3) 考核考题:内科常见疾病及重点疾病。

(4) 考核时长:14 分钟。

(5) 考核人员:考官 2 名。

(6) 场地设备:① 公共用物:桌椅 4 套、垃圾筐 2 个、考题及评分表 2 套、签字笔 2 支、计时器 1 个、空白纸张、口罩、帽子、手套、消毒液、医用垃圾袋、生活垃圾袋若干。② 考官需配备考题答案、评分表,以及需要给考生提供的信息,如重点查体结果。

(7) 考核评分:由 2 名考官根据评分表进行独立评分,取 2 名考官的平均分。总分 100 分。

(二) 第 2 考站:临床思维 1

(1) 考核内容:内科临床思维。

(2) 考核形式:面试。

此站备考 2 份病例(为消化内科、呼吸内科、心内科的病例)。考生用题放置于考站门口,考生进入考场前,自行抽取 1 份考题。考核采用分步递呈的方式,考生进入考场后首先阅读题干上的简要病例,根据所给病例,向考官询问补充病史、体检和辅助检查结果相关信息,考官根据考生询问的具体问题,给出补充内容。之后考生按照试题的具体要求依次汇报病例特点、诊断和诊断依据、鉴别诊断、诊疗计划等内容(上述内容可因试题不同而异)。每半天更换考核题目。

(3) 考核考题:内科常见疾病和重点疾病。

(4) 考核时长:14 分钟。

(5) 考核人员:2 名考官。

(6) 场地设备:配备桌子和椅子 3 套。考官需配备考题答案、评分表、签字笔。考生配备考题。

(7) 考核评分:由 2 名考官根据评分表进行独立评分,最终成绩取 2 名考官的平均分。总分 100 分。

(三) 第 3 考站:临床思维 2

(1) 考核内容:内科临床思维。

(2) 考核形式:面试。

此站备考 2 份病例(包括血液科、肾内科、内分泌科、风湿免疫科、感染疾病科的病例)。考生用题放置于考站门口,考生进入考场前,自行抽取 1 份考题。考核采用分步递呈的方式,考生进入考场后首先阅读题干上的简要病例,根据所给病例,向考官询问补充病史、体检和辅助检查结果相关信息,考官根据考生询问的具体问题,给出补充内容。之后考生按照试题的具体要求依次汇报病例特点、诊断和诊断依据、鉴别诊断、诊疗计划等内容(上述内容可因试题不同而异)。每半天更换考核题目。

(3)考核考题:内科常见疾病和重点疾病。

(4)考核时长:14分钟。

(5)考核人员:2名考官。

(6)场地设备:配备桌子和椅子3套。考官需配备考题答案、评分表、签字笔。考生配备考题。

(7)考核评分:由2名考官根据评分表进行独立评分,取2名考官的平均分。总分100分。

注:临床思维考站2站的病例可以是分别以不同专科为主的病例,也可以是分别侧重考核以诊断和鉴别诊断为主或是以治疗为主的情况。因为临床思维考核内容相对较多,需要对问题和可能作答的时间进行预估及预测试,以保证合格考生可以在相应时间内回答完所有问题。

(四)第4考站:内科基本技能操作

(1)考核内容:内科常用技能及操作。

(2)考核形式:考生在该考站外戴好帽子、口罩,然后进入考站,根据考题要求,利用模型进行模拟技能操作,操作过程中,边操作边表述过程,并回答相关问题。

(3)考核考题:考核范围为考核大纲要求。考核1项内科临床基本操作技能。

(4)考核时长:14分钟。

(5)考核人员:2名考官。

(6)考核评分:由2名考官根据评分表进行独立评分,最终成绩取2名考官的平均分。总分100分。

(7)场地设备:考核范围包括胸腔穿刺、腹腔穿刺、腰椎穿刺、骨髓穿刺,导尿术、留置胃管等内科常用基本操作。准备不同技能操作所需要的各种模具和相关用物。

(五)第5考站:人文考核站点——沟通交流

(1)考核内容:沟通交流——以告知坏消息为例(或知情同意、健康咨询)。

(2)考核形式:提供简单的临床场景和临床资料,考生阅读后根据提供的临床情境和要求与SP进行沟通交流,告知预设的内容,最终达成诊疗共识。

(3)考核考题:告知坏消息,包括确诊恶性疾病的消息,发生与临床预期不符的意外情况,发生了不良合并症并发症的情况等。共两套考题,考生抽取其中一套。

(4)考核时长:14分钟,包含阅读考题时间。

(5)考核人员:2名考官,其中1名考官兼为SP(根据考题要求扮演患者或者患者家属,"告知坏消息"这一站相对复杂,可由经验丰富的SP或是考官直接扮演)。

（6）考核评分：由 2 名考官根据评分表进行独立评分，最终成绩取 2 名考官的平均分。总分 100 分。

（7）场地设备：配备桌子和椅子 3 套。考官需配备评分表、签字笔。考生配备考题。

三、成绩评定

每站得分为该站的成绩（满分 100 分）乘以 20％，总分为 5 站得分之和。总分达 70 分为合格。[①]

四、具体实施

（一）命题

1. 命题人员

由各考区统一组织考核基地联合组建命题专家组进行命审题、组卷、制卷。命题专家应经过培训。

2. 试题设计

同一考区各考核基地务必使用统一考题。各站试题数量根据考试批次安排设定，不得少于每半天一套试题，各批次之间不得重复，并应准备至少 1 套备用卷。

试题应在考试前保密印制或制作成电子材料，制作考试材料应由专人负责，全程在保密监控下进行。

（二）场地

1. 考核基地

各考区根据情况设立相应一定数量的考核基地，采用统一考题、统一考核形式与标准进行集中考核，以保证考核的公平性和同质性。

2. 站点准备

按照各考站设置具体要求准备相应设备。

（三）人员

1. 考官

各考区负责考官遴选和培训，考官须经培训合格后持证上岗，考前须再次培训。对考生分组应采取回避原则，即考官回避本单位考生。每个分组必须至少有一名外单位考官。

（1）考官遴选

考官须具备以下条件：① 积极参与住院医师规范化培训和考核工作，关心、理解住培医师；② 原则上应具有副高及以上相应临床学科职称；③ 对考生保持公正公平的态度，严格执

---

① 此标准为推荐标准，各考区可依据国家卫生健康委相关指导意见确定。

行考核标准,认真履行考官职责。

（2）考官培训

考官日常培训内容应包括国家住院医师规范化培训制度、《住院医师规范化培训内容与标准》、《住院医师规范化培训结业临床实践能力考核标准方案（2022版）》、考官制度、执考要求、评分等;考前培训应按分配的考核任务进行分组培训,由指定的考站组长负责召集该站考官进行培训,培训重点是评分细则的一致性,具体包括熟悉考核病例（或主题）的内容;按照要求进行角色扮演的练习;对照评分细则进行一致性评分练习与讨论。

2. 考务人员

考务人员须经过培训。在考务人员选拔、分组、培训时,除医院职工外,可吸收低年资不参加考核的住院医师规范化培训学员,但不能承担监考工作以及试题中有书面信息的考站任务。

考务人员应严格遵守保密协议,承担相应的保密责任。

3. 病人准备

按照第1考站所涉病例准备标准化病人（SP）,将SP予以编号,并做好SP的知情同意工作;考前以抽签形式决定住院医师的待考SP编号;考前应对SP进行熟悉病例、练习问答、与考官配合等方面的培训;SP应签署保密协议并严格遵守,承担相应的保密责任。第1站SP主要考核病史采集,也可同时考查体,或者由其他模特进行查体考核。第5站为SP或考官扮演。

4. 考生培训

在考前应对参加考核的全体考生进行考站设置、考核程序、考核内容的要点和注意事项、考场纪律等方面的培训。

（四）实施保障

（1）临床实践能力考核时间由各省卫生健康委根据国家考核计划统一发文确定,采取统一考核方案、统一考核时间、统一考核标准、统一考核培训等"四统一"模式开展,确保考核同质化。

（2）各考区应加强组织领导,完善工作机制,认真落实好考核各项工作,确保考核顺利进行。

（3）各考区应制定、完善本考区考核实施方案,包括考核经费使用方案、考官培训方案、考务实施方案、应急方案等,确保考核有序进行。

附录二 内科住院医师规范化培训结业临床实践能力考核

——接诊病人考站（第1考站）

命 题 说 明

一、接诊病人站点说明

考生在此站点考试时间14分钟，需要对标准化病人（Standardized Patients，以下简称SP）进行病史采集、重点查体，并基于此站问诊内容及提供的部分查体内容给出初步诊断及1个鉴别诊断。

二、命题应包括如下内容

1. 临床情景及脚本：用于SP培训

（1）临床情景中用患者的语言描述患病以往的情况及既往病史等，也应当包括一些必要的社会、人文、心理背景。

（2）脚本用一问一答的方式体现一个正常的问诊过程。其中应包括拟考核的人文或职业精神等考核点1～2个。

2. 简要病历：考官使用，快速了解病情

3. 给考生的信息

（1）告知临床情景所在地、患者的主要不适，生命体征，考生需要完成的任务及时间。该信息打印后张贴在站点门口，供考生在进站前阅读。

（2）重要的体格检查结果。该信息由考官在考生完成查体后向考生提供，以便考生结合病史进行后续的诊断与鉴别诊断。

4. 评分表

（1）项目评分表。病史采集项目评分表的条目以15～25项为宜，重点突出，不要求面面俱到，评分项目要能够体现病史采集中的关键点，包括现病史中主要症状，主要症状持续的时间、特征、诱因，重要的阴性症状（鉴别诊断），加重或缓解因素，治疗经过和其他病史中的重要相关内容。注意如果选项为"是"或"否"的话，每个条目尽量只包含一个得分点重点查体。

体格检查项目评分表同样如此，考生应结合病史采集情况进行重点查体，一般为10～15项。

（2）综合表现评分表：各个病例使用统一综合表现评分表。

（3）初步诊断及鉴别诊断。

附录三　内科住院医师规范化培训结业
临床实践能力考核
——临床思维考站(第 2、3 考站)

命 题 说 明

一、临床思维考站说明

临床思维的考核使用结构化面试的命题形式,以适当的病例为载体,以症状为线索,以问题为引导,模拟临床实际的诊治和思维过程,信息分步递呈,考核临床思维能力。先向考生提供一段简短的临床资料;考生回答给定的问题后,进一步提供临床资料,考生继续回答问题;依次类推。病种符合培训大纲要求。建议第 2 考站选择心内、呼吸、消化等亚专科病种,第 3 考站选择内分泌、肾内、血液、风湿免疫等亚专科病种。

考生在此站点考试时间 14 分钟。

二、命题资料

包括考官版、考生版、评分表(见模拟题)。

附录四　内科住院医师规范化培训结业
临床实践能力考核
——临床操作考站(第 4 考站)

命 题 说 明

一、临床操作考站说明

(1) 此站点要求考生在 14 分钟完成操作选择、操作及相关问题的回答。

(2) 题目包括临床情景、情景或操作相关问题、操作评分表 3 部分内容。考生将基于临床情景选择操作类型或回答相关问题)。

二、命题资料

包括考生版、评分表(见模拟题)。

附录五 内科住院医师规范化培训结业临床实践能力考核
——交流沟通考站(第 5 考站)

命 题 说 明

一、交流沟通考站说明

此站点考核时间 14 分钟,考生完成一次临床沟通,其中考生在了解考核任务后有 5 分钟准备时间,9 分钟和标准化病人的交流时间。

沟通场景可以为以下内容之一:

(1) 告知坏消息。

(2) 病情告知。

(3) 健康教育或咨询。

二、命题应包括如下内容

1. 临床情景:用于 SP 培训

(1) 临床情景中按照患者的角色用语言描述患者目前的情况,以及自身对于病情的认知。

(2) 应包括必要的社会、心理因素。

(3) 在医生告知的过程中,标准化病人的认识及心理递进过程,包括需要关注的问题和情绪。

2. 给考生的信息

(1) 告知临床情景所在地、患者的主要问题,考生任务。

(2) 一些必要的临床资料(化验报告单等)及必要的专科知识。

(注意:此站点考核沟通能力为主,不关注对某一个疾病诊治的掌握情况,因此比较专业的知识需要附上相关说明,以避免因为对专业问题的不熟悉而影响对交流能力的评价。)

2. 评分表

见模拟题。